影像诊断 **快速入门** 丛书

U0629324

中枢神经系统影像诊断

主 编 朱亚男 高 艳 牛 晨 李正军

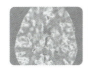

科学出版社

北 京

内 容 简 介

本书系"影像诊断快速入门丛书"的一个分册。全书共 10 章, 内容涵盖中枢神经系统影像检查技术 (X 线、CT、MRI 及相关新技术), 中枢神经系统正常影像学表现, 以及血管性疾病、颅脑损伤、颅内感染性疾病、颅内肿瘤和脑萎缩等疾病的影像学特征等。书中通过典型病例, 从临床特点、图像展示与解读、影像表现及鉴别诊断等方面, 深入剖析中枢神经系统常见疾病; 重点提醒部分则聚焦疾病影像诊断的要点与难点, 提供各疾病检查方法的优选建议, 有助于指导临床医生合理选择影像检查技术。

本书图文并茂、实用性强, 适合影像科医师、神经内外科医师、住培生、研究生及进修医师阅读, 可作为神经影像学临床教学的基础参考书。

图书在版编目 (CIP) 数据

中枢神经系统影像诊断 / 朱亚男等主编. -- 北京 : 科学出版社, 2025. 4. -- (影像诊断快速入门丛书). -- ISBN 978-7-03-080239-2

Ⅰ. R741.04

中国国家版本馆 CIP 数据核字第 2024335Q81 号

责任编辑: 马晓伟 董 婕 / 责任校对: 张小霞
责任印制: 肖 兴 / 封面设计: 有道文化

科 学 出 版 社 出版

北京东黄城根北街 16 号
邮政编码: 100717
http://www.sciencep.com

北京科信印刷有限公司印刷
科学出版社发行 各地新华书店经销

*

2025 年 4 月第 一 版 开本: 787×1092 1/32
2025 年 4 月第一次印刷 印张: 10 1/4
字数: 260 000

定价: 78.00 元
(如有印装质量问题, 我社负责调换)

"影像诊断快速入门丛书"编委会

主　审　　陈克敏　高剑波　沈　云

编　委　　（按姓氏笔画排序）

王　臣	王　鹏	王之龙	王仁贵
牛　晨	卢　洁	丘　清	仝德快
冯长静	邢　艳	吕培杰	朱亚男
刘　玉	刘　倩	刘文亚	刘再毅
刘佳妮	刘梦珂	孙记航	孙英丽
李　东	李　铭	李　震	李小虎
李卫侠	李正军	李东波	李兴鹏
李耀锋	杨　帆	杨功鑫	汪　芳
汪禾青	张　妍	张　明	张丹庆
张明霞	张怡梦	张春燕	陈　岩
陈克敏	林晓珠	郁义星	岳云龙
金　惊	郑龙嵋	诗　涔	赵　伟
赵　韧	赵丽琴	赵香田	郝　琪
胡曙东	钟妍其	侯　平	侯　阳
祝因苏	贾永军	徐文睿	高　艳
高剑波	郭　铰	唐　磊	陶晓峰
梁煜坤	葛宇曦	董　越	程增辉
焦　晟	温　锋	薛蕴菁	

丛书秘书　　贾永军　沈　云

《中枢神经系统影像诊断》
编者名单

主　　审　卢　洁　张　明　李东波

主　　编　朱亚男　高　艳　牛　晨　李正军

副 主 编　郑龙媚　王　臣　李耀锋　贾永军
　　　　　梁煜坤

编　　者　（按姓氏笔画排序）

于　楠　　王　臣　　牛　晨　　叶　鹏

成晓萌　　朱亚男　　刘彤彤　　刘金瑞

关楚欣　　李　辉　　李正军　　李耀锋

张田宝　　张海涛　　郑龙媚　　屈洪颖

俞真伟　　贾永军　　高　艳　　梁煜坤

韩亚庆

参编单位　首都医科大学宣武医院
　　　　　陕西省安康市中心医院
　　　　　西安交通大学第一附属医院
　　　　　陕西中医药大学附属医院
　　　　　陕西省汉中市人民医院

丛　书　序

在现代医学不断发展的浪潮中，医学影像技术日新月异，于临床诊断与治疗领域的关键作用愈发显著。作为现代医学不可或缺的重要组成部分，医学影像学已成功突破传统的解剖、形态及结构诊断的固有范畴，逐步演进为融合功能代谢、微环境与分子生物学特征的综合性影像评价体系。其在疾病的早期筛查、精准诊断、治疗方案的科学制订及预后评估等关键环节，均发挥着重要作用，为临床医疗实践筑牢了根基。

近年来，伴随社会环境的变迁及人们生活方式的改变，人均期望寿命的延长和老年人群比例的增加，各类疾病的发病率呈现出持续攀升的态势。在此背景下，X线、CT、MRI等影像技术已成为疾病诊治过程中的重要工具。尽管当下介绍影像技术及诊断的医学参考书籍繁多，从大型学术专著到简洁实用的临床手册不一而足，但对临床一线影像科医师，尤其是研究生、住院医师等低年资医师群体而言，兼具便携性、系统性与实用性的影像专科入门参考书籍仍显不足。此类书籍既要规避大型专著冗长繁杂、难以快速掌握要点的弊端，又要克服临床手册内容过于简略、无法深入理解知识的局限，同时还需高度重视疾病与影像之间及不同疾病之间的内在逻辑关联，从而切实满足初学者迅速掌握核心知识体系的迫切需求。

作为广受好评的"CT快速入门丛书"的姊妹篇，"影像诊断快速入门丛书"应运而生。该丛书由国内医学影像学领域的众多专家组成的团队倾力打造，各分册主编均为我国医学影像学界的中坚力量，拥有丰富的一线临床、教学及科研经验。该丛书全面涵盖 X 线、CT、MRI 等多种影像技术，旨在帮助读者系统掌握影像诊断的核心知识。书中不仅深入解析影像特征，还特别注重疾病与影像表现之间的内在逻辑关联，以及不同疾病之间的影像鉴别要点，力求为初学者提供一条高效、系统的学习路径，助力其快速构建扎实的影像诊断体系。

该丛书专为医学影像学专业初学者设计，特点明显：①便携实用，条目化结构便于快速查找，助力临床；②内容系统全面，涵盖八大影像诊断领域，符合亚专业分组趋势；③紧跟学科前沿，除传统 X 线、CT、MRI 外，融入 AI 与多模态影像，助力技术创新；④病例导向，图文并茂，结合真实病例，培养精准诊断能力；⑤新增淋巴分册，填补该领域影像参考空白；⑥特别增设影像检查策略选择，指导合理检查方案，提升临床实用性。

该丛书的编写与出版，无疑是对医学影像学教育、临床培训及研究发展需求的积极且有力的响应。值此"影像诊断快速入门丛书"付梓之际，作为主审和丛书发起人，我们深感责任重大，亦倍感欣慰。在此，向所有参与该丛书编写工作并付出辛勤努力的专家们致以最诚挚的敬意与感谢。衷心期待该丛书能够成为受广大医学影像从业人员，尤其是初学者和低年资医师欢迎的助手，为临床诊断与治疗提供科学、精准的依据，为"健康中国"建设贡献坚实力量，为守护人民生命健康保驾护航。

陈克敏　高剑波　沈　云

2025 年 3 月

前　言

随着科技的日新月异，医学影像新技术不断更新迭代，使得中枢神经系统疾病的精准诊断、预后预测、疗效评估进入了定性与定量分析的新阶段。然而对处于职业生涯初期的住院医师和研究生，面对医学影像知识与技术迅猛的更新态势，时常会感到力不从心、应接不暇，他们亟需一本既简明扼要，便于快速学习，又能涵盖关键点与影像诊断核心内容，且实用性强的参考书。基于这样的背景，"影像诊断快速入门丛书"之《中枢神经系统影像诊断》应运而生，本书是为影像科医师和神经内外科医师、住培生、研究生及进修医师精心打造的便携且实用的专业工具书。全书结构清晰，章节安排合理，力求以简明扼要的语言，结合丰富的高清影像图片，简要阐述中枢神经系统的正常解剖、常见疾病及其影像表现和鉴别诊断。

书中重点提醒部分，聚焦疾病影像诊断的要点、难点或易忽略和混淆之处，能够切实帮助读者在临床实践中少走弯路。此外，书中还巧妙运用了示意图、表格及流程图等多样化呈现形式，使复杂的医学影像知识以更加直观、易懂的方式展现出来，便于读者快速理解与掌握。相信本书不仅能够有效激发读者的学习兴趣，还能引导读者深入思考，使读者在轻松愉悦的阅读体验中有所收获。

最后，在此衷心感谢所有参与本书编写与审校工作的专家学者。正是你们不辞辛劳的付出与无私奉献，本书才得以顺利问世。衷心期望本书能够成为广大影像及神经内外科专业住院医师、研究生、住培生、进修医师的得力助手，同时也为医学影像教育事业的蓬勃发展贡献一份力量。

编　者

2024 年 12 月

目　　录

第一章

中枢神经系统影像检查技术

中枢神经系统包括颅脑和脊髓，其影像检查技术主要包括计算机断层扫描（computed tomography，CT）和磁共振成像（magnetic resonance imaging，MRI）。CT血管成像（computed tomography angiography，CTA）及磁共振血管成像（magnetic resonance angiography，MRA）主要用于脑血管疾病的筛查。数字减影血管造影（digital subtraction angiography，DSA）可用于脑血管疾病的诊断和介入治疗。脊髓检查常规使用MRI，观察椎体骨质改变主要采用CT检查。磁共振弥散加权成像（diffusion weighted imaging，DWI）、磁共振波谱成像（magnetic resonance spectroscopy，MRS）、磁共振灌注加权成像（perfusion weighted imaging，PWI）和CT灌注成像（computed tomography perfusion imaging，CTP）等功能成像技术可提供功能和代谢信息，使中枢神经系统疾病的诊断和评估更加全面和准确。

第一节　X线

一、数字X射线摄影

数字X射线摄影（digital radiography，DR）是指X线数字化摄影技术，它的成像原理是将透过人体的X线信息采集后转换为数字信号，再经过计算机进行图像的处理和显示。DR广泛应用于骨关节系统、呼吸系统等疾病的诊断。随着CT及MRI的普及，DR在中枢神经系统的应用逐渐减少，但对于观察骨质结构仍具有一定价值。

二、DSA

DSA 是通过电子计算机进行辅助成像的血管造影方法。其原理是将采集的受检部位未注入和注入对比剂的数字图像输入计算机进行处理；计算机将两幅图像的数字信息相减，获得差值信号，再经对比度增强和 D/A 转换器转换成模拟信号，通过显示器显示，从而获得去除骨骼、肌肉和其他软组织而只留下血管影像的减影图像。

DSA 目前广泛应用于心脏及全身血管性病变的诊断和介入治疗，尤其在冠状动脉、脑动脉狭窄支架植入及脑动脉瘤、血管畸形等的介入治疗方面具有重要临床价值。DSA 是检查脑及脊髓血管病变的金标准，但具有一定的创伤性。

第二节　CT

CT 是通过 X 线束对人体进行扫描，并借助计算机处理而对人体结构进行成像的技术。其基本原理是用 X 线束对人体检查部位进行具有一定厚度的层面扫描，由探测器接收透过该层面的 X 线，由光电转换器将光信号转变为电信号，再经模拟 / 数字转换器转为数字信号，输入计算机处理获得数字矩阵，再经数字 / 模拟转换器把数字矩阵中的每个数字转换为由黑到白不等灰度的小方块，即像素矩阵而构成 CT 图像。CT 对于中枢神经系统疾病有着重要的诊断价值，该检查方法简单、快速，病变诊断准确性高，尤其对于急诊常见的脑外伤、脑出血能快速准确诊断。同时 CT 可对颅内肿瘤、感染、寄生虫、脑梗死、脑先天发育异常，以及脊柱、椎管内病变做出定位和定性诊断。

CT 技术主要包括 CT 平扫、增强 CT、CT 血管成像（computerized

tomography angiography，CTA）及 CT 灌注成像（CT perfusion imaging，CTP）。CTP 是在静脉快速团注对比剂时，对感兴趣区层面进行连续 CT 扫描，从而获得感兴趣区时间 – 密度曲线，并利用不同的数学模型，计算出各种灌注参数值来反映组织灌注的 CT 成像方法。CTP 能够显示早期脑缺血区的相关参数改变，对脑梗死缺血半暗带的评估具有重要价值，还可以分析脑血流动力学改变，在一定程度上反映侧支循环形成、缺血再灌注及过度灌注状态（图 1-1）。

CT 后处理技术包括各种二维显示技术、三维显示技术及其他多种分析、处理和显示技术。其中，二维显示技术包括电影显示（cine display）、多平面重组（multi-planar reformation，MPR）和曲面重组（curved planar reformation，CPR）；三维显示技术包括最大密度投影（maximum intensity projection，MIP）、最小密度投影（minimum intensity projection，minIP）、表面遮盖显示（surface shaded display，SSD）、容积再现技术（volume rendering technique，VRT）、CT 仿真内镜（CT virtual endoscopy，CTVE）和组织透明投影（tissue transition projection，TTP）。

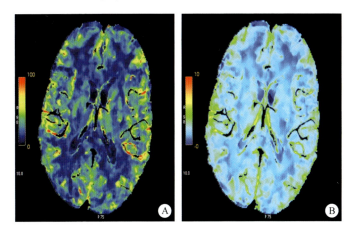

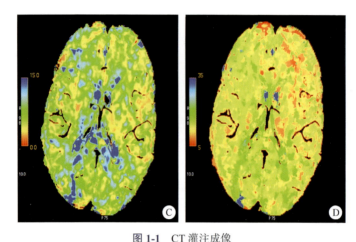

图 1-1　CT 灌注成像

A. 脑血流量图（CBF）；B. 脑血容量图（CBV）；C. 平均通过时间（MTT）图；D. 达峰时间（TTP）图

第三节　MRI

　　MRI 是利用射频脉冲对置于磁场中的含有自旋不为零的原子核的物质进行激发，使原子核发生核磁共振，通过感应线圈采集磁共振信号，按一定数学方法进行处理而建立的一种数字图像。MRI 的原理是含单数质子的原子核，其自旋运动质子在均匀的外磁场中受到特定频率的射频脉冲激发，吸收一定能量后产生共振，当射频脉冲停止，原子核发生核磁弛豫进而产生磁共振信号，这些信号由线圈接收并传输至计算机进行处理，重建出反映身体内部结构和功能的图像。

　　MRI 具有多参数、多序列、多方位的成像特点，是颅脑和脊髓各种疾病的主要影像检查技术。MRI 对脑干、幕下区、枕骨大孔区、脊髓与椎间盘病变的显示要优于 CT，对脑脱髓鞘疾病（如多发性硬化）、脑梗死、脑与脊髓的肿瘤、血肿、脊髓先天异常与脊髓空洞症的诊断有很高价值。

MRI 技术主要包括平扫、增强、MRA、磁敏感加权成像（sensitivity weighted imaging，SWI）、MRS、高分辨率磁共振（high resolution magnetic resonance imaging，HRMRI），目前这些技术在中枢神经系统疾病的临床应用已较为成熟。

MRA 不需要注射对比剂，方便、省时、无损伤，是一种成熟的无创性脑血管成像技术。SWI 是利用不同组织间的磁敏感性差异实现对比增强的成像技术，局部磁场不均匀会导致磁敏感效应，SWI 呈低信号。SWI 主要应用于脑内微小出血灶、脑外伤、脑血管畸形和隐匿性脑血管疾病的显示，以及脑肿瘤内部结构的评估、铁沉积等相关疾病的评价等（**图 1-2**）。

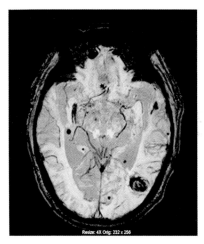

图 1-2　SWI 显示颅内微出血及出血

男性，79 岁，头晕 1 年。SWI 示双侧颞叶内侧、左枕叶多发类圆形低信号（微出血），左侧枕叶团块样低信号（脑出血后改变）

MRS 是利用原子核化学位移现象成像的磁共振技术，能反映不同组织内的化学物质及其含量（**图 1-3**）。峰的位置反映了化学物质，峰下面积代表了相对含量。① N- 乙酰天门冬氨酸（N-acetyl aspartate，NAA）峰：是正常脑组织 ^{1}H MRS 中的第一大峰，也是反映神经元密度和活力的标志，所有能够导致神经元损伤和丢失的病变均表现为 NAA 峰降低和 NAA/Cr 比值降低，如脑肿瘤、脑梗死、脑炎等。②肌酸（creatine，Cr）峰：是正常脑组织 ^{1}H MRS 中的第二大峰。肌酸为能量代谢物质，由于肿瘤对能量代谢需求增加，可导致 Cr 峰降低。③胆碱（choline，Cho）峰：可反映细胞膜的更新。其升高说明细胞膜更新加快、细胞密度大，通常为肿瘤细胞增殖所致。④乳酸（lactate，Lac）峰：乳酸是无氧代谢产物，在缺血、缺氧或高代谢状态（如恶性肿瘤）下，乳酸峰信号强度会增加。⑤脂质（lipids，Lip）峰：可提示组织凝固性坏死，肿瘤和炎症均可表现脂质峰增高。⑥肌醇（myo-inositol，mI）峰：当髓鞘发生退变时，也可产生肌醇峰。

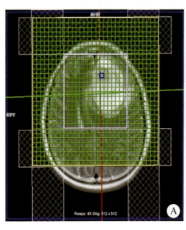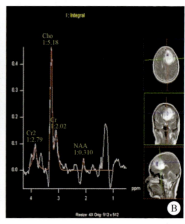

图 1-3　脑肿瘤的 MRS

男性，78 岁，左额叶肿瘤性病变。A. 感兴趣区 MRS 定位图；B. MRS 显示 Cho 峰升高，
NAA 峰降低，出现 Lac 峰

　　MRI 应用于临床时，也存在一些局限及不足。首先，体内有铁磁性植入物、心脏起搏器者或妊娠早期、幽闭恐惧症患者，不能进行 MRI 检查；其次，MRI 容易产生不同类型的伪影，如运动伪影、梯度相关伪影和流动相关伪影等，尽管可采用不同的补偿技术对其进行纠正，但有时不能完全消除，这就给图像解释带来困扰；最后，MRI 在显示肺部疾病、含钙化和骨化的疾病方面存在一定的局限性。

第四节　影像新技术在中枢神经系统的应用

　　目前应用于中枢神经系统的影像新技术主要包括 CT 能谱成像、扩散张量成像（diffusion tensor imaging，DTI）、扩散峰度成像（diffusion kurtosis imaging，DKI）、基于体素内不相干运动（intravoxel incoherent motion，IVIM）成像、磁共振灌注成像、酰胺质子转移（amide proton transfer，APT）成像、扩散频谱成像（diffusion spectrum imaging，DSI）、神经突方向离散度和密度成像（neurite orientation dispersion and density imaging，NODDI）、磁化传递成像（magnetization transfer imaging，MTI）、定量磁化率成像（quantitative susceptibility mapping，QSM）、血氧水平依赖脑功能成像（blood oxygen level dependent function MRI，BOLD-fMRI）等。

一、CT 能谱成像

　　CT 能谱成像是利用两组不同能量的 X 线束穿透人体，获得两组 X 衰减数据，再借助复杂的数学运算，获取不同 X 线能量下的单能图像，并计算出被扫描物体的能谱曲线，以此区分物质的成像方式。CT 能谱成像较传统 CT 成像具有更高的组织对比度（图 1-4），并能减轻颅底伪影（图 1-5）。

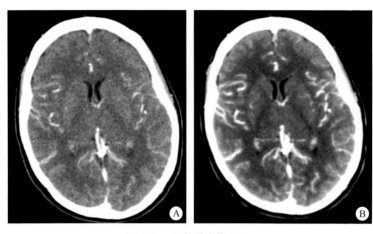

图 1-4 CT 能谱成像（1）

A.传统混合能量单参数 CT；B.虚拟单能量低 keV 能谱 CT 可提高大脑皮质和髓质对比度

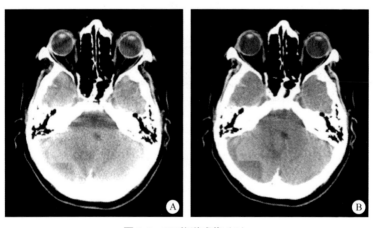

图 1-5 CT 能谱成像（2）

A.传统混合能量单参数 CT；B.虚拟单能量能谱 CT 可以减轻颅底硬化伪影

二、基于扩散的功能成像

1. DWI　根据人体中水分子的自由扩散运动进行显像，可以敏感检测到早期缺血性脑卒中病灶。由于脑内恶性肿瘤具有较高的细胞密度和较差的水分子扩散性，因此 DWI 也可用于脑肿瘤良恶性的鉴别。表观弥散系数（apparent diffusion coefficient，ADC）是 DWI 中最常用，也是最基础的一项指标，主要用于描述 DWI 序列中不同方向的分子扩散运动的速度和范围。ADC 消除了组织 T_2 弛豫时间和质子密度造成的"透过效应"的影响，通常与 DWI 信号强度相反（图 1-6）。

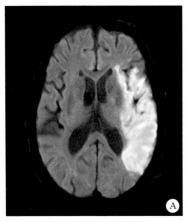
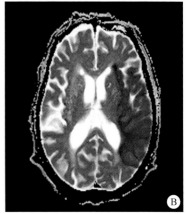

图 1-6　左侧颞叶急性脑梗死的扩散加权成像

女性，72 岁，右侧肢体活动障碍 6 小时。左侧颞叶异常信号：DWI 呈高信号（A）；

ADC 图呈低信号（B）

2. DTI　是在 DWI 基础上逐渐演化而来的一种成像方法，其利用水分子在不同方向上的布朗运动信号的差异而成像。在神经纤维束的不同方向上，水分子的扩散具有方向特异性，如与神经束走向相同时，扩散最快，受限最小；而与神经束方向垂直时，扩散最慢，受限最大。基于此，DTI 可以在每一个体素中创建一个扩散张量以反映水分子在其中的扩散特点。DTI 可以从方向上定量显示中枢神经组织纤维的微结构（图 1-7），而病变部位的组织微结构改变会引起水分子扩散特性的变化，从而对病灶部位进行显像。在缺血性疾病中，DTI 可以精确定位脑梗死后白质纤维束的受损部位、严重程度，预判临床功能障碍情况，并可对脑梗死后的临床治疗效果及功能恢复情况进行充分评估。在脑肿瘤方面，DTI 通过追踪纤维束走行，评估脑肿瘤及其邻近区域组织结构的完整性和连通性，进而间接判断肿瘤的级别和恶性程度。与此同时，通过 DTI 获得的解剖结构和功能信息可帮助外科医生选择最佳手术策略或提供术中导航，以便更好地评估预后及治疗效果。此外，DTI 在评估脑发育、衰老及诊断各类中枢神经系统脑病，如精神分裂症、新生儿脑损伤及脑认知障碍等方面均具有至关重要的价值。

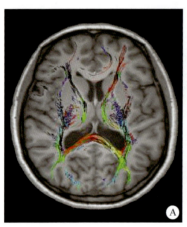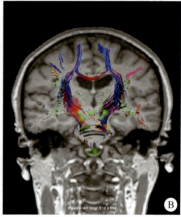

图 1-7　DTI

3. DKI　是基于体内水分子扩散运动原理成像的一种新兴 MR 技术，能更好地表征水分子的非高斯扩散，峰度（kurtosis）可更为客观地量化实际水分子非高斯扩散位移与理想状态水分子高斯扩散位移间的偏差，以此来表示水分子扩散的受限程度和不均质性。

DKI 是在传统 DWI 的基础上采用同一类型的脉冲序列，但所需 b 值较传统 DWI 要高。它可更精确地揭示局部组织微结构及病理生理学改变的重要信息，特别是组织结构以不均质为主的区域。在急性缺血性脑卒中的诊断中，DKI 可以在 DWI 的基础上进一步反映病灶的血流动力学及组织代谢损伤的严重程度信息，同时，可以对急性缺血性脑卒中患者经过短期治疗后脑组织结构的变化及预后进行有效判断。DKI 指标还可以潜在地反映肿瘤细胞密度及细胞的增殖特性，通过 DKI 成像获得的各项指标可以作为鉴别低、高级别胶质瘤或区分肿瘤不同组织学亚型的一种无创且诊断准确率较高的临床工具。此外，基于扩散峰度成像的理论模型可以在早期灵敏地评估神经退行性疾病，如帕金森病、阿尔茨海默病和亨廷顿病等引起的脑微观组织结构的变化，监测和跟踪疾病进展。另外，DKI 在创伤性脑损伤、脑功能区的先天发育异常、精神分裂症等的研究与诊断中均得到了较好的应用。

4. 基于体素内不相干运动（IVIM）成像　是用于描述体素微观运动的一种成像方法，其技术前提是假设血液的微循环和灌注是非一致性、无条理的随机运动，生物体内微观运动包括水分子的真性扩散及微循环灌注形成的假性扩散两部分，IVIM 成像通过定量参数分别评价其中的扩散运动成分和血流灌注成分。

IVIM 成像在中枢神经系统领域多应用于脑肿瘤的研究，应用 IVIM 成像模型能同时获得灌注及扩散两类参数，使其在脑肿瘤分级及侵袭性方面的预测价值明显优于肿瘤的形态学信息，提高了诊断准确率。利用 IVIM 成像模式获得的灌注参数，可以用来预判肿瘤的新生血管生成或微血管异质性情况，高灌注区域也提示肿瘤活检的潜在靶点。与动态增强 MRI 相比，IVIM 成像可以在治疗后较短的时间内不需要静脉注射示踪剂的情况下观察到灌注参数变化，从而有益于个体化治疗方案的制订及监测化学疗法或放射疗法的治疗效果，尤其是评估抗血管生成药物或血管靶向剂的有效性。

三、磁共振灌注成像

磁共振灌注成像是通过测量血流动力学参数，描述血流通过组织血管网的情况，从而评价组织血流灌注状态的 MRI 技术。根据成像原理，该技术主要分为动态磁敏感对比灌注 MRI（DSC-MRI）、动态对比增强灌注 MRI（DCE-MRI）和动脉自旋标记（ASL）。DSC-MRI 和 DCE-MRI 都需要静脉推注钆对比剂，而 ASL 是在没有外源对比剂的情况下进行的。

1. DSC-MRI　静脉注射钆对比剂后，在感兴趣的器官上进行一系列快速采集梯度或自旋回波成像。当钆对比剂通过局部循环时，其仍然主要局限于血管内空间，由于钆对比剂的顺磁特性，钆会在血管周围产生局部磁场失相位，团注的对比剂通过时会导致 T_2（T_2^*）相移和信号丢失。通过测量随时间变化的信号强度并拟合数学模型，可以获取血容量、血流量、平均通过时间等多个灌注参数（**图 1-8**）。

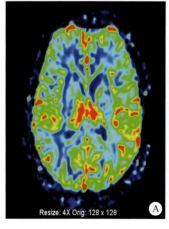
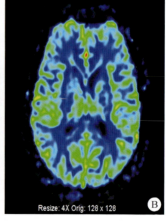

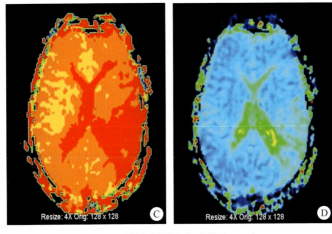

图 1-8　磁共振灌注加权成像（PWI）

A. 脑血容量图；B. 脑血流量图；C. 平均通过时间图；D. 达峰时间图

2. DCE-MRI　利用钆的 T_1 缩短效应，在 5～10 分钟的间隔内获得重复的 T_1 加权图像。在此期间，钆对比剂在组织细胞外间隙内积聚，而其积聚的速率取决于灌注、毛细血管通透性和表面积。图像数据可以通过视觉或半定量的方法进行分析。对相关生理现象的量化分析可以借助几个生理参数推导出的室间模型来实现，包括转移常数（K_{trans}），血浆体积分数（V_p）和组织细胞外间隙的体积分数（V_e）。

3. ASL　与 DSC-MRI 和 DCE-MRI 不同，ASL 无须应用钆对比剂，患者自身的水分子可作为内源性扩散示踪剂，这是通过射频脉冲"磁标记"近端血管中的水分子来完成的。当这些分子流入感兴趣的器官时，会按灌注比例降低组织信号强度。通过建立数学模型，可以获得各种灌注参数。在典型的 ASL 脉冲序列中，在有或无标记脉冲的情况下采集图像，然后相减，通过数学模型可以获得脑血流量灌注参数。ASL 技术的信噪比本身就很低，因此必须采集多个信号平均值，从而在最短的成像时间内（通常为 3～5 分钟）获得有用的数据。

四、酰胺质子转移成像

酰胺质子转移（amide proton transfer，APT）成像是一种基于化学交换饱和转移技术的 MRI 技术，其原理是利用特定的偏共振的预饱和脉冲，选择性激发外源性或内源性特定物质，在合适的温度和酸碱度下，饱和的特定物质将磁化状态传递给自由水质子，进而影响水质子的信号强度。通过磁化传递转移率分析出自由水的信号变化，间接获得物质的含量及组织环境信息。APT 成像具有无创、安全、可以定量分析等优势，可为疾病的诊疗提供重要信息。APT 成像在脑肿瘤、缺血性脑血管疾病、阿尔茨海默病、帕金森病及创伤性脑损伤等方面具有较高应用价值。

五、扩散频谱成像

扩散频谱成像（DSI）是一种不依赖于先验模型来获取纤维走行方向信息的特殊弥散成像；该方法利用概率密度函数描述扩散运动完整的空间分布，以高角分辨率精确辨别局部复杂交错的纤维走行，得到真正意义上的六维弥散影像。除了精细显示交叉纤维，可更好地指导临床外科手术外，DSI 跟踪技术还可显示小脑皮质、小脑深部和脑干的核团、丘脑间的神经环路模式，揭示小脑复杂的网络连接，在诊断小脑的解剖病变和监测治疗干预的疗效方面具有重要的临床应用价值。

六、神经突方向离散度和密度成像

神经突方向离散度和密度成像（NODDI）是基于不同神经细胞内外水分子扩散模式进行成像，能够区分神经突密度和纤维分布方向两种影响因素，有利于更特异地分析组织微观结构变化，在生长发育和衰老、神经退行性疾病、多发性硬化、精神类疾病、脑卒中等方面显示出良好的应用前景。

七、磁化传递成像

磁化传递成像（MTI）是指通过施加饱和脉冲，使生物大分子如蛋白质、糖胺聚糖、糖原等的氢质子得到饱和，饱和的氢质子与周围水中的氢质子进行化学交换，通过测定水分子信号的变化，可以间接反映这些分子在组织内的含量。MTI 可以较敏感地监测在常规 T_1WI、T_2WI 中难以发现的脑水肿。

八、定量磁化率成像

定量磁化率成像（QSM）主要利用不同组织之间磁敏感加权差异进行成像，是可以反映组织间磁敏感差异的新技术。其原理是通过从场到源的反演计算来定量计算磁化率值，将磁化率从定性研究导向了定量研究，在 GRE 序列基础上对获得的相位图进行解缠绕和去除背景场等预处理，得到反映局部磁场变化的场图，并结合特有的重建算法，重建出磁敏感图像，获得更为精准的局部场图信息。QSM 对于痴呆性疾病、脱髓鞘病变、血管性疾病、肿瘤性疾病有一定的应用价值。

九、血氧水平依赖脑功能成像

血氧水平依赖脑功能成像（BOLD-fMRI）是以体内的脱氧血红蛋白作为天然对比剂，实时监测脑内的血氧，通过血氧的变化来间接反映局部神经元活动的无创性成像方法。血氧水平依赖的功能磁共振成像包括任务态和静息态功能 MRI（图 1-9）。BOLD-fMRI 在心理学、认知科学和神经科学的许多子领域中发挥着重要作用。

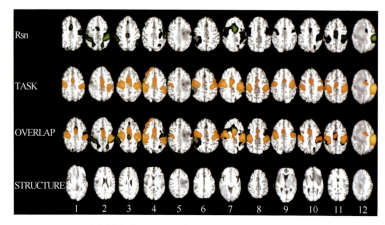

图 1-9 BOLD 成像静息态（Rsn）、任务态（TASK）、叠加图（OVERLAP）、
结构图（STRUCTURE）

第五节　不同疾病优选检查方法

一、颅 内 肿 瘤

颅内肿瘤通常选用 CT 及 MRI 检查。CT 检查更加方便，可比较清晰地显示脑肿瘤、脑组织、颅骨、脑室系统。CT 增强检查可以了解肿瘤的血供情况，肿瘤与邻近大血管的关系，也可以更加清晰地显示肿瘤的边界。MRI 检查在显示肿瘤的位置、大小，以及与周围脑组织的关系等方面更具优势，因此推荐 MRI 平扫及增强，其可以结合 DWI、PWI、ASL、MRS、DTI、BOLD-fMRI 等 MRI 功能成像序列，为肿瘤的定性、分级及术后评估提供更多的影像学信息。

二、脑 外 伤

脑外伤首选 CT 检查。CT 检查适用于诊断脑挫裂伤、脑内血肿、外伤性蛛网膜下腔出血、颅骨骨折等，还可以用于外伤后的动态观察，了解恢复情况。头部 MRI 是脑外伤 CT 的重要补充，对于一些特殊部位损伤的检查效果更好，如脑干、颅后窝、胼胝体等位置的脑挫伤、外伤性轴索损伤等。尤其是，部分患者头部 CT 无异常发现，然而通过 MR 磁敏感成像序列（SWI）可能发现脑实质出血性轴索损伤。

三、脑　梗　死

对于疑似急性缺血性脑卒中的患者，首先须行急诊头颅 CT 平扫，排除脑出血；对于急性缺血性脑卒中的早期诊断，推荐 MRI 的 DWI 序列，其敏感度及特异度高。对于急性脑梗死发病超过 3 小时的患者，特别是考虑血管内治疗的患者，需尽早进行一站式头颈部 CTA 和头颅 CTP 检查，既可以找到责任动脉，也可以区分永久性梗死和可逆性缺血半暗带，这对急性缺血性脑卒中的诊疗方案制订、预后判断具有指导意义。对于碘过敏患者，可选择 MRA 及 PWI 检查。怀疑静脉窦血栓致静脉性梗死者，首选磁共振静脉造影（MRV）及 SWI 序列。近年来在高端 MRI 机型上，采用高分辨率核磁黑血成像技术可更好地评估颅内静脉及静脉窦血栓。脑血管病一级预防推荐影像学检查规范化流程见**图 1-10**，疑似急性大动脉闭塞性缺血性脑卒中推荐影像学检查规范化流程见**图 1-11**。

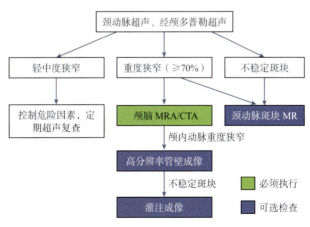

图 1-10　脑血管病一级预防推荐影像学检查规范化流程

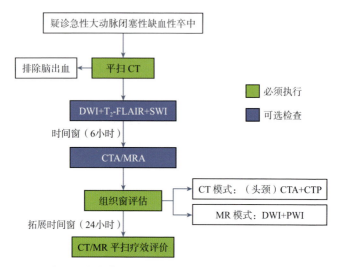

图 1-11 疑似急性大动脉闭塞性缺血性脑卒中推荐影像学检查规范化流程

四、颅内出血

　　CT 是急性脑出血及蛛网膜下腔出血的首选影像检查方法。CT 及 MRI 均可反映出血部位、出血量、累及范围和血肿周围脑组织情况。CTA 及 MRA 能够帮助明确脑出血的潜在病因。对于判断是否存在少量或陈旧性微出血情况，推荐 MRI 的 SWI 序列。DSA 能清晰显示脑血管各级分支，明确有无动脉瘤、动静脉畸形（AVM）及其他脑血管病变，并可清晰地显示病变位置、大小、形态及分布，并且可以做到诊断和治疗一次进行，目前仍是血管病变检查的重要方法和金标准。

五、脑血管畸形

　　DSA 是诊断脑血管畸形很可靠的方法，但其为有创操作，流程较烦琐，费用较高。CT 可以显示典型病灶，但若合并出血或梗死，则诊断困难。MRI 在显示出血、钙化及血管流空等方面具有优势，这对于脑血管畸形的诊断很有帮助，因此在诊断脑血管畸形时，MRI

为首选方法。当怀疑存在脑静脉畸形时，可增选 SWI 序列。

六、颅内动脉瘤

近年来，CTA、MRA 技术得到全面提高，在颅内动脉瘤的早期发现和准确诊断方面发挥着重要作用。颅内动脉瘤首选 CTA 检查，但 DSA 是诊断颅内动脉瘤的"金标准"，可作为 CTA 的补充诊断手段，如对于怀疑颅脑动脉瘤但 CTA 为阴性的自发性蛛网膜下腔出血，可采用 DSA 进行检查。

七、颅内感染性病变

CT 和 MRI 检查均对于颅内感染性病变的诊断具有较大价值，首选 MRI 检查。对于钙化的显示，CT 明显优于 MRI。MRI 最显著的优势是软组织分辨率很高，对水分子含量变化比较敏感。对于脑脓肿患者，MRI 平扫、增强检查有利于脑脓肿的诊断及鉴别诊断，DWI 对于脑脓肿的诊断价值较高；对于脑膜炎患者，CT 及 MRI 平扫加增强是最有效的影像学检查方法，必要时可结合薄层、延迟扫描；对于脑囊虫病患者，MRI 的显著优势是可以评估囊虫是否存活，同时，对于 CT 不易显示的部位，如眼眶、颅底，MRI 的检出率较高。颅内感染性疾病影像学检查流程见图 1-12。

八、先天性颅脑畸形及发育异常

CT 及 MRI 在显示先天性颅脑发育畸形的类型、位置和程度方面，多能取得良好效果，为常用检查方法。其中，MRI 因具备独特优势，被列为首选检查方法。

九、脑变性疾病

脑变性疾病首选 MRI 检查，MRI 不仅可显示病变的形态学变化，而且 MRI 中的 MRS 序列可以显示区域性的代谢异常，有利于疾病诊断。

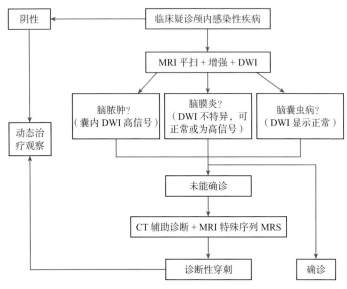

图 1-12 颅内感染性疾病影像学检查流程

十、脊髓及椎管内病变

对于椎管内肿瘤、脊髓外伤、脊髓血管畸形等脊髓及椎管内病变，首选 MRI 检查，需排除血管畸形时可增选 CE-MRA，或尝试通过 CTA 显示畸形血管。

十一、怀疑脑实质损伤

对于脱髓鞘疾病、糖尿病脑病、肝性脑病、低血糖脑损伤、中毒性脑病、癫痫、脑白质病变等，首选 MRI 检查。

十二、后组脑神经病变

后组脑神经损伤在影像学上表现为 CT 的间接征象和 MRI 的直接征象。对高分辨率头颅 CT 平扫数据进行三维重建，如发现颈静脉孔及舌下神经管骨折，提示存在后组脑神经损伤。在常规 MRI 横断面上通常可见后组脑神经的颅内部分。MRI 显示舌咽 – 迷走 – 副神经复合体呈束状等信号，自延髓橄榄后沟行向前外侧的颈静脉孔，神经束彼此不易分辨，一旦发生病变或损伤，MRI 可以显示神经走行区的异常信号及神经本身的信号改变。

（张海涛　牛　晨　贾永军　李正军）

第二章

中枢神经系统正常影像学表现

第一节　正常 X 线表现

一、数字 X 射线摄影

数字 X 射线摄影在中枢神经系统的应用价值有限，主要用于头颅和脊柱的常规投照和外伤后摄片。头颅常规正侧位检查可用于检查与生长发育有关的头颅大小与形状、颅缝与囟门闭合情况，了解颅骨骨质密度与结构（图 2-1）。脊柱常规投照位置有正侧位和斜位，可用于了解椎体、附件及椎管、椎间孔等情况（图 2-2）。

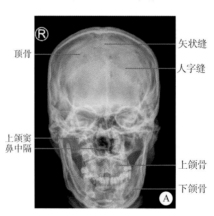

顶骨

矢状缝

人字缝

上颌窦
鼻中隔

上颌骨

下颌骨

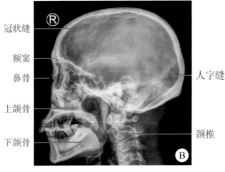

图 2-1 正常颅骨 X 线片

A. 正位片；B. 侧位片

【重点提醒】

需了解寰枢关节情况时，常用正位开口位投照。正常时齿状突居中，并与寰椎两侧侧块距离相等，侧块与枢椎上关节面间隙左右对称，枢椎棘突尖部指向齿状突中轴线。由于血供的原因，齿状突基底部骨折的愈合通常优于尖端骨折。

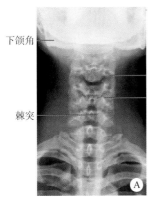

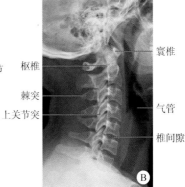

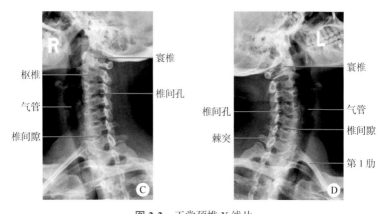

图 2-2　正常颈椎 X 线片

A. 正位片；B. 侧位片；C. 右斜位；D. 左斜位

二、数字减影血管造影

　　数字减影血管造影主要应用于脑血管显影。颅脑供血由颈动脉系统和椎 – 基底动脉系统共同完成。右侧颈总动脉起自头臂干，左侧颈总动脉起自主动脉弓，双侧颈总动脉约在第 4 颈椎水平分为颈内动脉和颈外动脉两支。颈内动脉分为颈段、岩段、破裂孔段、海绵窦段、床突段、眼段和交通段。在眼段向前发出眼动脉，继而发出脉络膜前动脉及后交通支，最终分为大脑前、中动脉（**图 2-3**）。双侧椎动脉起自锁骨下动脉起始段，经第 6 至第 1 颈椎横突孔上行，通过枕骨大孔入颅，入颅后两侧椎动脉分别发出小脑后下动脉，在脑桥下缘平面双侧椎动脉汇合成基底动脉。基底动脉在脑干腹侧上行，沿途发出小脑前下动脉、迷路动脉、脑桥动脉及小脑上动脉，并在后床突上方分为两条大脑后动脉（**图 2-4**）。颈外动脉主要提供颌面部供血，与头颅相关的主要有脑膜中动脉、颞浅动脉及枕动脉三大分支。

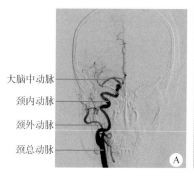
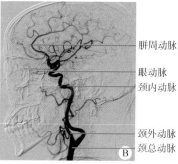

大脑中动脉

颈内动脉

颈外动脉

颈总动脉

胼周动脉

眼动脉

颈内动脉

颈外动脉
颈总动脉

图 2-3　正常颈内动脉造影图像

A. 正位片；B. 侧位片

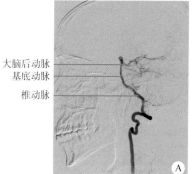
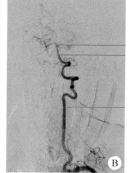

大脑后动脉
基底动脉

椎动脉

大脑后动脉
基底动脉

椎动脉

图 2-4　正常椎动脉造影图像

A. 侧位片；B. 正位片

第二节　正常 CT 表现

一、颅脑平扫 CT

　　颅脑平扫 CT 为颅脑疾病的常规检查方法。扫描基线为听眦线或听上眶线，选择听上眶线为基线可以更好地显示颅底层面颅前窝、颅中窝、颅后窝的毗邻关系，常用层厚为 5mm 或 10mm，降低颅底层面的层厚可减少部分容积效应和射线束硬化效应引起的颅底伪影。

（一）颅骨和含气空腔

在颅底层面骨窗像可以观察到枕骨大孔、颈静脉孔、破裂孔、卵圆孔及乳突气房、蝶窦、筛窦和额窦等（图 2-5）。在枕骨大孔上方层面可见颈静脉结节、岩骨、蝶骨小翼、蝶鞍和视神经管等主要结构，岩骨的内侧可见呈喇叭状的内听道。在高位层面可显示颅盖诸骨的内外板、板障和颅缝。12 对脑神经各自通过颅底特定的解剖结构离开颅腔，进入面部、颈部或其他区域。嗅神经：通过筛孔（或筛窦筛板）进入鼻腔，与端脑相连。视神经：通过视神经管进入眼眶，连接于间脑。动眼神经：从中脑脚间窝出脑，然后经眶上裂出颅。滑车神经：经中脑上髓帆出脑，同样经眶上裂出颅。三叉神经：有 3 个主要分支，分别通过不同的通道出颅。眼神经（第一支）经眶上裂出颅，上颌神经（第二支）经圆孔出颅，下颌神经（第三支）通常经卵圆孔出颅达颞下窝。展神经：经脑桥延髓沟出脑，然后经眶上裂出颅。面神经：由脑桥延髓沟出脑，然后经内耳门 – 茎乳孔出颅。前庭蜗神经：经内耳门入颅，但出颅时并不直接通过某个特定的孔或裂，而是与内耳结构紧密相关，通过内听道与耳蜗和前庭器官相连。舌咽神经、迷走神经、副神经：通过颈静脉孔出颅。舌下神经：经舌下神经管出颅，连接于延髓前外侧沟。这些脑神经的出颅通道对于理解它们的功能和可能的病理改变至关重要。在某些疾病或损伤中，脑神经的通道可能会受到破坏，导致相应的神经功能障碍。

【重点提醒】

（1）对视神经管进行显示时，在临床中需要依据患者的不同情况来实施不同的重建技术，当视神经管上壁骨折及下壁骨折时，扫描基线与骨折线直接维持平行，此时单纯使用横断位观察容易发生漏诊，如果行冠状位图像重建，就能够对骨折线进行清晰地显示，

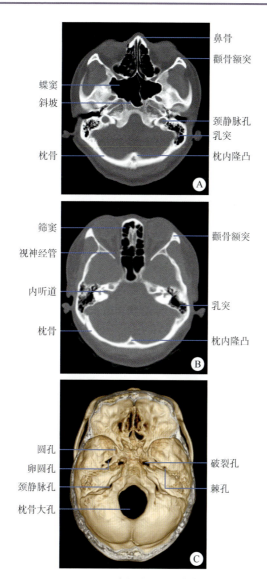

图 2-5 正常颅底 CT 骨窗像

A. 蜗窗平面横断位；B. 内听道平面横断位；C. 颅底 VR 图

必要时还可以通过重建斜冠状面对上壁、下壁骨折的位移程度进行详细测量，同时还能够清晰显示骨折片是否对视神经产生压迫。

（2）破裂孔周围的骨质，如枕骨斜坡、颞骨岩骨尖和蝶骨翼突等骨质破坏是鼻咽癌早期常见的一种表现。

（二）脑实质

灰质的密度略高于白质，大脑表面是灰质，深部是白质。基底节主要由豆状核和尾状核构成，其内后方是丘脑，内囊位于豆状核、尾状核和丘脑之间（图2-6）。基底节代表着与小脑一同调节运动的一系列神经核的集合，这些神经核团的密度类似于皮质并略高于内囊。延髓、脑桥和中脑组成脑干，在环池和桥池脑脊液的衬托下显示清晰。

【重点提醒】

内囊为基底节平面白质纤维束；内囊沿侧脑室外侧上升且低于侧脑室上缘平面的部分称为放射冠，高于侧脑室上缘的则被称为半卵圆中心。

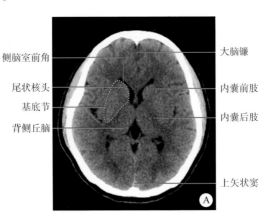

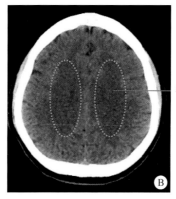

半卵圆中心

图 2-6 正常脑实质 CT 图像

A.侧脑室平面横断位；B.半卵圆中心平面横断位

（三）脑室系统、脑池和蛛网膜下腔

脑室系统包括侧脑室、第三脑室、第四脑室；侧脑室由前角、体部、后角和颞角四部分构成，其中体部、后角和颞角交界区称为侧脑室三角区；第三脑室为大脑和小脑之间的窄裂，向后以中脑导水管与第四脑室相通，前部以室间孔与双侧侧脑室相通。第四脑室位于脑桥、延髓和小脑之间，为中央管扩张形成的菱形腔（图 2-7）。脑池包括枕大池、鞍上池、桥池、桥小脑角池、环池、外侧裂池、四叠体池及大脑纵裂池等，其内均含有脑脊液，呈低密度；蛛网膜下腔为蛛网膜与软脑膜之间的间隙，正常情况下充满脑脊液，蛛网膜下腔脑脊液较少时，可以出现摩擦性头痛。

【重点提醒】

侧脑室颞角大小的变化可以用于鉴别脑萎缩所致的假性脑积水与其他类型的脑积水，当发生梗阻性脑积水时，侧脑室体部和颞角均扩张，而慢性微血管脑病导致白质萎缩时，多表现为侧脑室体部扩张，侧脑室颞角大小正常。

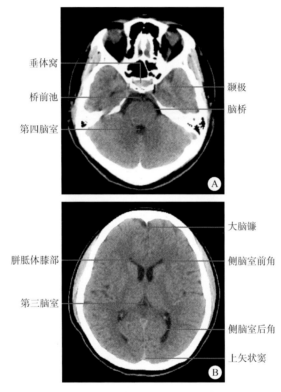

垂体窝
桥前池
第四脑室
颞极
脑桥
A

大脑镰
胼胝体膝部
侧脑室前角
第三脑室
侧脑室后角
上矢状窦
B

图 2-7 正常脑室系统 CT 图像

A. 第四脑室平面横断位；B. 第三脑室平面横断位

（四）非病理性钙化

CT 扫描对钙化敏感。成人常见松果体和缰核、脉络丛和大脑镰钙化，这些钙化一般属于生理性钙化，无临床意义（**图 2-8**）；苍白球钙化常见于高龄人群，若非高龄钙化，则要考虑是否有甲状旁腺疾病。

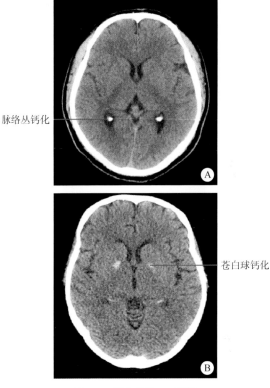

脉络丛钙化

苍白球钙化

图 2-8 颅内钙化 CT 图像
A.脉络丛钙化；B.苍白球钙化

二、脊柱平扫 CT

脊柱 CT 主要用于观察椎体及附件骨质和椎间盘情况，本部分通过椎弓根和椎间盘两个代表层面进行描述。脊髓由于受椎体及附件骨质的影响，平扫 CT 一般仅能观察其大致轮廓。

1. 椎弓根层面　此平面骨性结构从前往后依次为椎体、椎弓根、椎弓板和棘突，上述结构围成椎管，椎管一般呈椭圆形，骨性椎管前后径＜ 11.5mm、横径＜ 16mm 或侧隐窝宽度＜ 3mm 时提示骨性椎管狭窄。正常椎体骨皮质完整，椎体内可见均匀分布的稍高密度点条状骨小梁影。在横断位或者正中矢状位重建骨窗图像上，椎体后方可见边界较清的条状低密度椎基静脉影，应与骨质破坏相鉴别（**图 2-9**）。

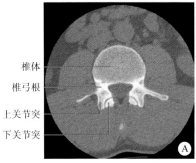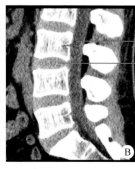

图 2-9　正常椎体 CT 图像

A. 横断位骨窗；B. 矢状位软组织窗

2. 椎间盘层面　椎间盘由髓核、纤维环和软骨板组成，呈软组织密度影，CT 值为 80 ～ 120HU，其后方可见椎小关节及其关节面。黄韧带厚 2 ～ 4mm，大于 5mm 为黄韧带肥厚（**图 2-10**）。

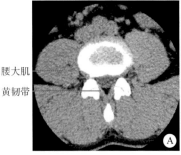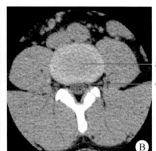

图 2-10　正常椎间盘 CT 图像

A. 黄韧带平面横断位；B. 椎间盘平面横断位

【重点提醒】

在齿突解剖位不对称情况下，通过冠状位观察寰枢关节边缘排列是否整齐，可以进一步判断造成齿突不对称的原因。检查中，患者颈部轻度旋转或轻度的正常解剖变异导致的齿突不对称，通常边缘排列整齐，反之可能是创伤导致的脱位。

三、增强 CT

1. 增强检查　脑组织和脊髓在增强扫描后轻微强化，硬脑膜、松果体、脉络丛和垂体由于无血脑屏障且血供丰富，呈显著强化（图 2-11）。

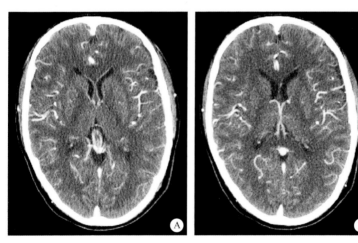

图 2-11　正常头颅 CT 增强

硬脑膜、松果体、脉络丛明显强化，脑实质轻微强化

2. CTA 及 CTV 检查　CTA 是指 CT 动脉成像，通过注射对比剂，

生成高质量的血管影像,可清晰显示血管结构,准确评估血管的狭窄、扩张、发育变异等,并可以通过多平面重建、曲面重建等方法更全面地了解血管腔内情况。CTV 即 CT 静脉成像,CTV 扫描时间短、成像质量稳定,在显示小静脉血管结构和慢血流静脉方面更具有优势,是脑静脉和静脉窦血栓的首选检查方法。相较于传统的血管造影术,CTA 和 CTV 检查无须插管,简便快捷,但不能显示小血管分支的病变(**图 2-12**)。

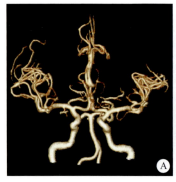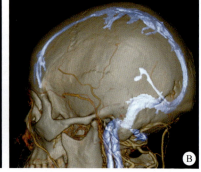

图 2-12　正常头颅 CTA 和 CTV

A. CTA;B. CTV 与颅骨融合图

3. CTP 检查　CTP 即 CT 灌注成像,头颅 CTP 是在静脉快速注射对比剂的同时,通过 CT 对脑组织进行连续动态扫描,记录对比剂在脑组织中浓度的变化情况,然后通过数学模型处理得到脑血容量、血流量、平均通过时间等灌注参数,从而反映脑组织的血流灌注情况(**图 2-13**)。灰质和灰质核团血容量和血流量高于白质。

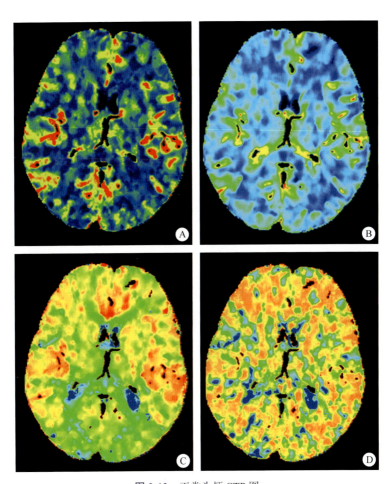

图 2-13　正常头颅 CTP 图

A. 脑血流量图（CBF）；B. 脑血容量图（CBV）；C. 达峰时间（TTP）图；D. 平均通
过时间（MTT）图

第三节 正常 MR 表现

一、颅脑 MR

1. 脑实质 T_1WI 序列灰质信号高于白质，T_2WI 序列灰质信号低于白质（图 2-14）。苍白球、红核、黑质及齿状核等灰质核团铁质沉积较多时，在 T_1WI 和 T_2WI 序列均呈稍低 – 低信号。正常磁共振弥散加权成像（DWI）显示脑实质无水分子运动受限；弥散张量成像（DTI）能显示脑白质纤维束；磁共振波谱成像（MRS）可提供脑组织化学物质含量的信息；磁敏感加权成像（SWI）显示脑内微小静脉或微出血效果更好；灌注加权成像（PWI）可用于评估脑组织血流灌注情况（图 2-15、图 2-16）。

2. 脑室系统、脑池和蛛网膜下腔 其内均含有脑脊液，呈均匀一致的水样信号，在水抑制序列呈低信号（图 2-17）。

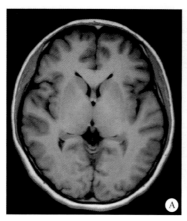

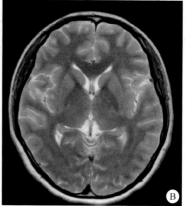

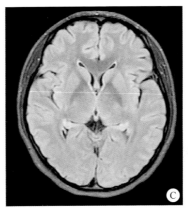

图 2-14　正常头颅横断位 MR 图

A. T₁WI; B. T₂WI; C. T₂-FLAIR

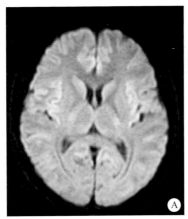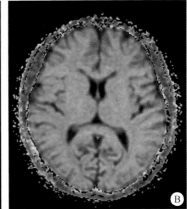

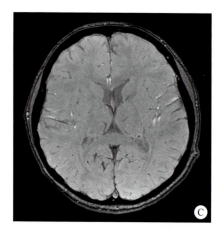

图 2-15　正常头颅 MR 图

A. DWI；B. ADC 图；C. SWI

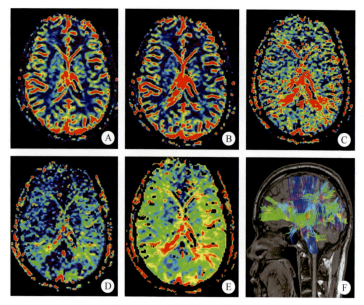

图 2-16　正常头颅 PWI 及 DTI

A. CBF；B. CBV；C. MTT 图；D. 对比剂通过时间最大值（Tmax）图；E. TTP 图；F. DTI

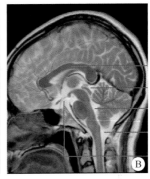

鞍上池
脚间池
环池

胼胝体
环池
第四脑室
小脑延髓池
鞍上池

图 2-17　正常脑室系统
A. 横断位 T_2-FLAIR；B. 矢状位 T_2WI

3. 脑神经　高场、薄层、高分辨率 T_1WI 序列能清晰显示脑神经，呈等信号强度；斜位成像可以显示脑神经与邻近较大动脉的位置关系（**图 2-18**）。

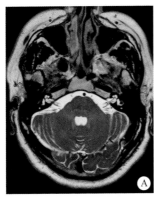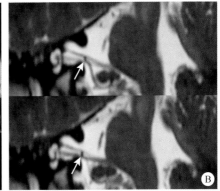

图 2-18　正常神经根成像
A. 内听道层面横断位水成像显示双侧的面、听神经；B. 内听道水成像的多平面重建图
显示左侧小脑前下动脉与面、听神经的关系

4. 脑血管　颅内血流迅速的动脉血管因流空效应呈无信号，而静脉血管由于血流速度缓慢呈高信号。MRA 和 MRV 利用上述原理可无须注射对比剂而直接显像。

5. 颅骨、头皮及皮下软组织　颅骨内外板含水量极低，呈低信号；颅骨板障内含脂量高，并且其内含有血流缓慢的静脉，呈高信号。头皮和皮下组织含大量的脂肪，在 T_1WI 和 T_2WI 序列均呈高信号（**图 2-19**）。

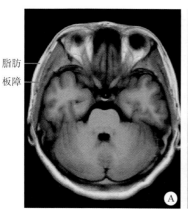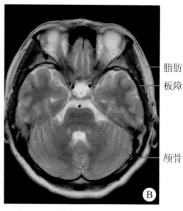

脂肪
板障

脂肪
板障

颅骨

图 2-19　正常颅骨、头皮及皮下软组织

A. 横断位 T_1WI；B. 横断位 T_2WI

二、脊椎和脊髓平扫 MR

由于 MR 无骨伪影干扰，因此是椎管和脊髓病变的首选检查技术。

1. 椎体及附件正常 MR 表现　矢状位显示最佳，T_1WI 和 T_2WI 序列脊椎及附件骨皮质均呈低信号，椎体内部富含黄骨髓，均呈中等信号，成人常因黄骨髓分布不均致信号不均匀。

2. 椎间盘正常 MR 表现　椎间盘纤维环和软骨板在 T_1WI 和 T_2WI 序列均为低信号，髓核含有丰富的聚集蛋白聚糖，在 T_2WI 矢状位图像上呈较高信号。

3. 脊髓正常 MR 表现

（1）横断位：清晰显示脊髓、脊神经及与周围结构的关系。横断位 T_1WI：脊髓呈稍高信号，位于蛛网膜下腔低信号的脑脊液中央；蛛网膜下腔周围的静脉丛、纤维组织和骨皮质均为低信号。横断位 T_2WI：脊髓呈稍低信号，周围脑脊液呈高信号（图 2-20）。相较 T_2WI 序列，T_1WI 序列对硬膜囊后方三角形的硬膜外脂肪显示更加清晰。

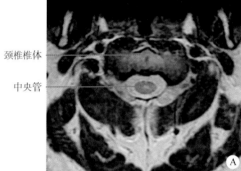

颈椎椎体

中央管

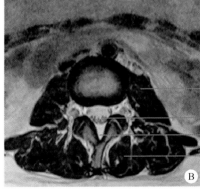

腰大肌

马尾

硬膜外脂肪

竖脊肌

图 2-20 正常脊髓 MRI

A. 颈髓 T_2WI；B. 马尾终丝平面 T_2WI

（2）正中矢状位：在 T_1WI 和 T_2WI 序列，正常脊髓均呈带状中等信号，边缘光整、信号均匀，位于椎管中心，前后有蛛网膜下腔的脑脊液衬托（**图 2-21**）；在臂丛神经起始处存在的膨大称为颈膨大；脊髓圆锥处存在的膨大称为腰膨大；脊髓圆锥通常位于第 2 腰椎水平及以上，低位脊髓圆锥可见于脊髓栓系综合征和脊柱裂。在椎间孔矢状位层面，椎间孔内有脂肪组织充填而呈高信号，其中圆形或类圆形稍低信号为神经根。

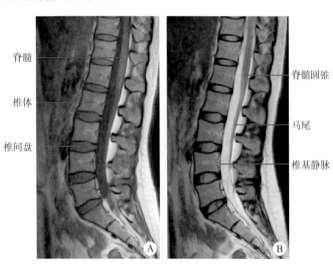

图 2-21　正常腰段脊髓矢状位 MRI

A. T_1WI；B. T_2WI

（3）冠状位：多用于观察脊髓两侧的神经根和脊髓病变的形态，以明确病变的范围及鉴别病变位于髓内还是髓外。磁共振脊髓成像（magnetic resonance myelography，MRM）能够清晰显示高信号的蛛网膜下腔内脑脊液和走行其中的低信号脊髓及脊神经，以及向前外走行呈高信号的脊神经根鞘（**图 2-22**）。

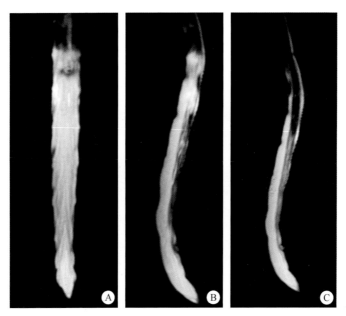

图 2-22　正常腰段 MRM

A. 正位；B. 侧位；C. 矢状位

【重点提醒】

由于存在相当一部分的变异，如出现第 1 骶椎腰化或出现副肋，因此在进行影像学评估时均应标明所描述部位的节段水平，而确认节段水平的适宜办法是从第 1 颈椎向下计数。

三、增强检查

脊髓增强扫描类似于 CT，轻微强化。椎管内血管明显强化，可用于了解脊髓血管情况（**图 2-23**）。

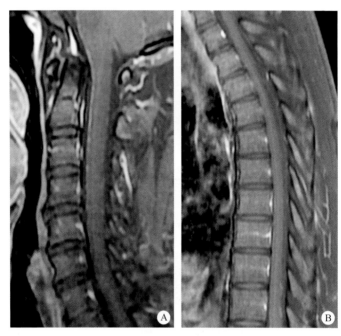

图 2-23　正常脊髓矢状位增强扫描图

A.颈髓；B.胸髓

（李正军　刘金瑞　贾永军　于　楠）

第三章

血管性疾病

第一节 脑 梗 死

【典型病例】

病例一 患者，男，55 岁，突发右侧肢体无力 4 小时（图 3-1）。

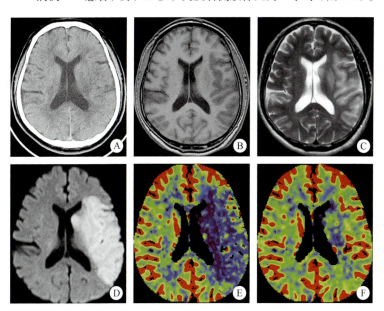

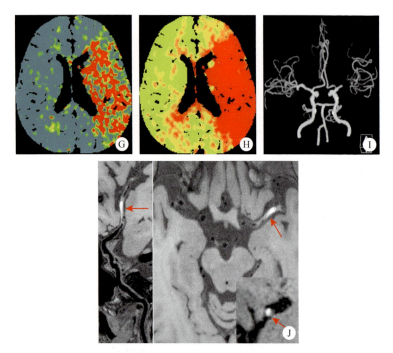

图 3-1 左侧大脑中动脉供血区超急性期脑梗死

CT 平扫示豆状核轮廓模糊，密度略减低，左侧脑沟较对侧略变浅（A）；MRI 示左侧额顶颞岛叶、基底节及侧脑室旁病灶 T_1WI 呈低信号（B），T_2WI 呈高信号，脑回肿胀（C），DWI 呈高信号（D）；脑 CT 灌注，CBF 图示左侧额顶颞岛叶、基底节及侧脑室旁脑血流量明显减低（E），CBV 图示左侧脑室旁脑血容量减低，较 CBF 减低范围小，存在缺血半暗带（F），MTT 图及 TTP 图示病变区血流灌注平均通过时间及达峰时间明显延长（G、H）；CTA 示左侧大脑中动脉 M1 段闭塞（I）；颅内动脉高分辨率 MRI 示左侧大脑中动脉 M1 段血栓形成（J，红色箭头）

病例二 患者，女，74 岁，突发言语不利，左侧肢体无力 3 小时（图 3-2）。

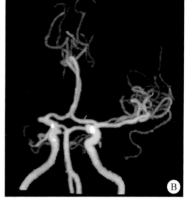

图 3-2　右侧大脑中动脉高密度征

CT 平扫可见右侧大脑中动脉高密度征（A），CTA 示右侧大脑中动脉闭塞（B）

病例三　患者，男，58 岁，头晕头痛 2 周（图 3-3）。

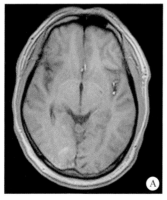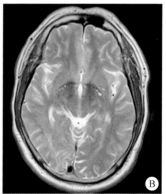

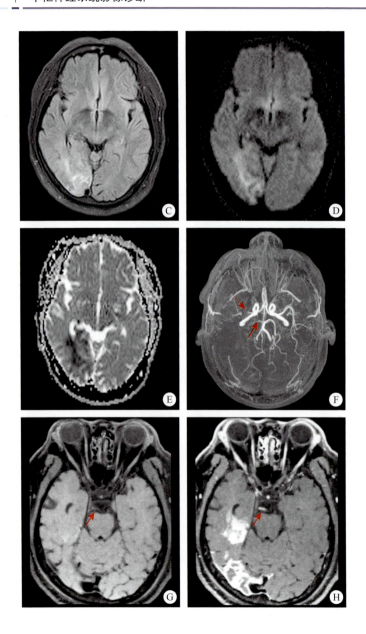

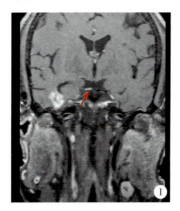

图 3-3 右侧颞枕叶亚急性晚期脑梗死

头颅 MRI 示右侧颞枕叶片状异常信号，边界模糊，T_1WI 呈稍低信号，内混杂少量高信号（A），T_2WI/T_2-FLAIR/DWI 呈不均匀高信号（B～D），ADC 图呈不均匀低信号（E）；头颅 MRA 示右侧大脑中动脉闭塞（F，红色虚箭）及右侧大脑后动脉闭塞（F，红色实箭）；颅内动脉管壁高分辨率 MRI 示右侧大脑后动脉 P1 段斑块形成，呈等及稍高信号（G，红色箭头），增强扫描后右侧颞枕叶可见明显脑回样强化，右侧大脑后动脉 P1 段斑块可见明显强化（H、I，红色箭头）

【临床概述】

（1）脑梗死，又称缺血性脑卒中，是由于脑供血障碍所致的脑组织缺血性坏死，发病率在脑血管病中占首位，具有发病率高、病死率高、致残率高和复发率高的特点。

（2）脑梗死好发于 50 岁以上的中老年人，常见病因包括高血压和脑动脉粥样硬化等引起的血栓形成、血管栓塞（血栓、气体栓、脂肪栓、赘生物等）、动脉炎（结核性、梅毒性、结缔组织病等）和血液循环障碍（低血压、凝血机制异常、血液病等）。因梗死部位不同，其临床表现多样，主要表现为单侧肢体瘫痪、失语、口角偏斜和意识障碍等。

【影像表现】

按其病理生理特点，脑梗死可分为五期：

1. 超急性期脑梗死　发病时间 < 6 小时。CT 作为诊断超急性期脑梗死的首选检查方法，目的是排除脑出血，少数病例可出现以下影像学征象，提示脑梗死可能：①大脑中动脉高密度征，提示急性血栓形成（图 3-2）；②岛带征，岛叶灰白质分界不清；③豆状核征，豆状核轮廓模糊，密度减低；④皮质征，灰白质界限模糊，脑沟变浅。CTP 可分析脑血流动力学改变，通过评价 CBF、CBV、MTT 及 TTP 来描述早期缺血性脑卒中患者脑血流低灌注区、梗死区及缺血半暗带，由此获得较完整的早期脑卒中的诊断信息。此时，CBF、CBV 下降，MTT 及 TTP 延迟，呈低灌注状态；梗死核心区 CBF 与 CBV 较周边区域明显减低；CBF 降低而 CBV 无明显变化，提示为缺血半暗带。常规 CT 平扫联合 CTP、CTA 应用于超急性期脑梗死的诊断，可明确梗死位置和范围，预测缺血半暗带，寻找责任血管，从而为临床超早期治疗提供决策依据。

超急性期脑梗死的病理生理改变主要为细胞毒性水肿，DWI 序列对于发现超急性期脑梗死非常敏感，表现为 DWI 弥散受限，呈高信号，ADC 图呈低信号。PWI 能反映脑组织血流灌注情况，DWI 与 PWI 的不匹配区通常被认为是缺血半暗带。MRA 及高分辨率动脉管壁成像不仅能明确梗死责任血管形态学改变，还能显示血管壁中的斑块形态与性质（图 3-1J），可鉴别动脉粥样硬化、血管炎及夹层，有助于脑卒中病因分型和风险评估。MRS 可出现特异的 Lac 峰升高及 NAA 峰降低，Cho 峰改变不明显。

2. 急性期脑梗死　发病 6 ~ 24 小时，此期仍以细胞毒性水肿为主。CT 平扫可表现为某一动脉供血区脑实质密度减低，灰白质分界不清，局部脑肿胀，脑沟变浅。T_1WI 开始出现低信号，T_2WI 及 T_2-FLAIR 呈高信号，DWI 呈高信号，ADC 图呈低信号。大面积脑梗死水肿发生速度快，早期可出现占位效应，甚至发生脑疝。

3. 亚急性早期脑梗死 发病 1～7 天。梗死区发生细胞毒性水肿，并逐渐开始发生血管源性水肿。CT 平扫表现为脑实质密度明显减低，边缘模糊，3 天后脑组织肿胀达到高峰，可发生脑疝。T_1WI 呈低信号，T_2WI 及 T_2-FLAIR 呈高信号，DWI 呈高信号，ADC 图呈低信号，增强扫描梗死区可呈现脑回样强化，与血脑屏障破坏和侧支循环开放有关。

4. 亚急性晚期脑梗死 发病 8～14 天。此期细胞毒性水肿与血管源性水肿同时存在。常规 CT、MRI 表现同亚急性早期，但占位效应消失，梗死区 DWI 高信号开始减低，梗死边界清晰，周围水肿减轻，ADC 在此期可出现假性正常化，增强扫描梗死灶进一步明显强化。颅内动脉管壁高分辨率 MR 黑血成像显示动脉内血栓呈稍高信号，增强扫描后明显强化（图 3-3）。

5. 慢性期脑梗死 发病 15 天以后，可持续数月至数年。脑梗死所致坏死脑组织逐渐液化，形成囊腔，周围可见胶质增生，邻近脑沟、脑室扩大，皮质萎缩。CT 上病灶密度与脑脊液相仿，MRI 上 T_1WI 呈低信号，T_2WI 呈高信号，T_2-FLAIR 上囊腔呈低信号、周围胶质增生呈高信号，DWI 呈低信号，ADC 图呈高信号。增强扫描梗死灶不强化。

【鉴别诊断】

1. 脑炎 有发热等前驱病史，病程短，病灶分布多较弥散，且不按血管走行分布，脑脊液检查及复查有鉴别意义。

2. 低级别胶质瘤 多占位效应明显，不按血管走行分布，MRS 多出现 Cho 峰升高。

3. 多发性硬化 病灶分布较为典型，多垂直于侧脑室周围分布，且常出现时间和空间上的多变性；位于皮质下的多发性硬化病灶常累及皮质下 "U" 形纤维，而皮质下梗死很少累及 "U" 形纤维。

【重点提醒】

脑梗死患者的临床症状相对典型，对于怀疑脑梗死的患者应尽早行 CT 检查，首先除外出血性脑卒中；对于超急性期脑梗死，须仔细观察是否存在梗死的间接征象，如动脉高密度征、岛带征等。DWI 对于超急性期脑梗死诊断率较高，表现为高信号，同时 ADC 图呈低信号。CTP、PWI 等可在超急性期敏感探测到脑血流灌注减低区，评估缺血半暗带，CTA 与 MRA 可明确责任血管受累情况。MRS 可有助于鉴别胶质瘤与脑梗死，后者表现为 Lac 峰升高及 NAA 峰降低。动脉自旋标记（ASL）灌注成像可敏感发现梗死治疗后的高灌注，提示出血转化可能。高分辨率血管壁成像能清晰地显示血管壁病变及性质，有助于脑卒中分型。多模态影像学技术的联合应用，对于急性缺血性脑卒中的精确诊断及精准治疗具有重要的指导意义。

第二节　脑　出　血

【典型病例】

病例一　患者，女，75 岁，突发左侧肢体无力 1 小时（**图 3-4**）。

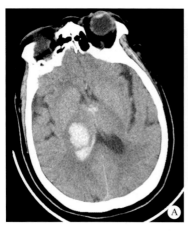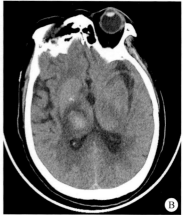

图 3-4　右侧丘脑脑出血并破入脑室（1）

CT 示右侧丘脑团片状高密度影，双侧侧脑室、第三脑室内可见铸型高密度影，右侧侧脑室为著（A）；14 天后复查，CT 示原右侧丘脑出血灶范围缩小、密度减低，周围可见低密度水肿带，脑室内积血已吸收（B）

病例二　患者，男，78 岁，头晕 6 小时入院（图 3-5）。

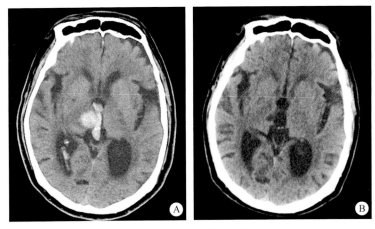

图 3-5　右侧丘脑脑出血并破入脑室（2）

CT 示右侧丘脑团片状高密度影，第三脑室及右侧侧脑室枕角内可见铸型高密度影（A）；
5 个月后复查，CT 示原右侧丘脑高密度出血灶消失，出现斑片低密度软化灶，边界清，
脑室内积血已吸收（B）

病例三　不同时期脑出血患者（图 3-6）。

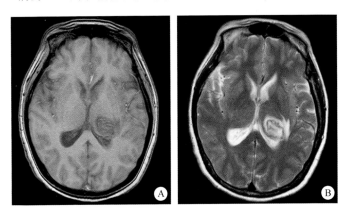

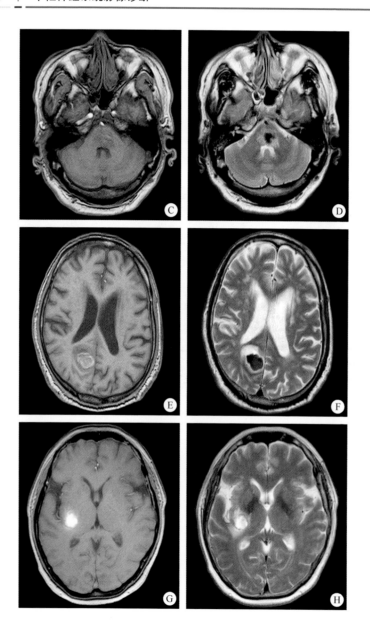

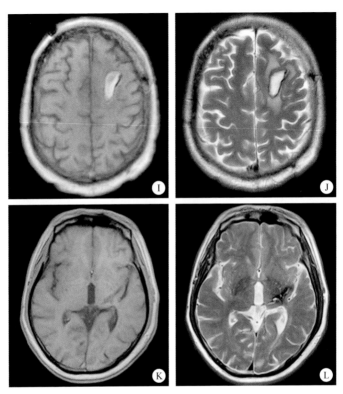

图 3-6　不同时期脑出血的 MRI 表现

左侧丘脑超急性期脑出血（A. 横断位 T_1WI；B. 横断位 T_2WI），脑桥急性期脑出血（C. 横断位 T_1WI；D. 横断位 T_2WI），右侧顶叶亚急性早期脑出血（E. 横断位 T_1WI；F. 横断位 T_2WI），右侧基底节亚急性晚期脑出血（G. 横断位 T_1WI；H. 横断位 T_2WI），左侧额叶慢性早期脑出血（I. 横断位 T_1WI；J. 横断位 T_2WI），左侧丘脑、基底节慢性晚期脑出血（K. 横断位 T_1WI；L. 横断位 T_2WI）

【临床概述】

（1）脑出血是指非外伤性脑实质内血管破裂引起的出血，占全部脑卒中的 20%～30%，急性期病死率为 30%～40%。病因主要包括高血压、脑动脉硬化、动脉瘤、血管畸形、脑淀粉样血管病、血液病、脑肿瘤、脑卒中后再灌注等。

（2）脑出血可发生于任何年龄段，随年龄增加，发病率逐步上升，男性多于女性。常见临床症状包括头痛、呕吐、血压升高、癫痫发作、一侧肢体感觉运动障碍和意识障碍等。

【影像表现】

1. 好发位置　以基底节（外囊及壳核）和丘脑最常见，其次为小脑和脑干。

2. CT　脑出血CT分期一般包括急性期（1周内）、吸收期（2周至2个月）、囊变期（2个月后）。急性期血肿表现为均匀一致的高密度团块，CT值50～90HU，可为肾形、类圆形或不规则形，伴有周围水肿和占位效应。邻近脑室系统的血肿可破入脑室，表现为脑室内的高密度铸型。吸收期血肿逐渐吸收，由周边开始，逐渐向中心推进，血肿密度减低，边缘模糊，脑水肿及占位效应逐渐减低至消失。囊变期血肿密度进一步减低，呈低密度囊腔，密度接近脑脊液密度，外形呈裂隙状或新月状，邻近脑室、脑沟裂扩大（图3-5）。

3. MRI　脑出血MRI表现错综复杂，T_1WI和T_2WI信号改变受血红蛋白氧化状态及红细胞完整情况影响而表现各异（表3-1，图3-6）。增强检查，亚急性期病灶周围可见明显环形强化。

表3-1　不同时期脑出血MRI信号特征

血肿时期	血红蛋白状态	T_1WI	T_2WI
超急性期 （≤12小时）	氧合血红蛋白	等信号	高信号
急性期 （12～48小时）	脱氧血红蛋白	等信号	低信号
亚急性早期 （3～7天）	中央为细胞内脱氧血红蛋白，周边为细胞内高铁血红蛋白	中央低信号，周边高信号	低信号

续表

血肿时期	血红蛋白状态	T_1WI	T_2WI
亚急性晚期 （8 天至 1 个月）	细胞外高铁血红蛋白	高信号	高信号
慢性早期 （＞1 个月）	细胞外高铁血红蛋白，壁为含铁血黄素	高信号	高信号，周边低信号
慢性晚期 （数月以上）	含铁血黄素	低信号	低信号

【鉴别诊断】

（1）高血压性脑出血多见于 50 岁以上高血压患者，最常发生于基底节 - 丘脑区域。

（2）血管畸形、动脉瘤、皮质静脉栓塞引起的脑出血更常见于青壮年，MRA、MRV 可发现原发病灶。

（3）脑淀粉样血管病引起的脑出血更常见于多个脑叶近脑表面，较少发生于深部核团，患者可伴有认知障碍等症状。

（4）肿瘤性脑出血的血肿演变过程通常不符合典型的演变规律，增强扫描后可见明显强化肿瘤灶。

【重点提醒】

CT 是脑出血的首选检查手段，显示直观，诊断准确率高，但在囊变期脑出血与脑梗死液化坏死鉴别困难。脑内出血 MRI 信号复杂，演变过程具有一定特异性，并可对脑出血病因进行鉴别。SWI 对出血、含铁血黄素沉积敏感度高，特别对微出血检出率明显高于常规 MRI。

第三节 动 脉 瘤

【典型病例】

病例一 患者，男，57 岁，左侧肢体抖动 1 个月（图 3-7）。

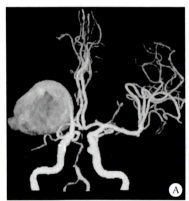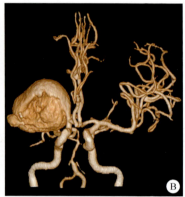

图 3-7　右侧大脑中动脉巨大动脉瘤

CTA 示右侧大脑中动脉巨大动脉瘤。A. 最大密度投影（MIP）；B. 容积再现（VR）

病例二　患者，男，47 岁，头痛、头晕 3 个月（**图 3-8**）。

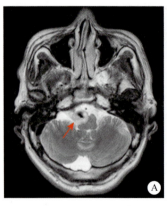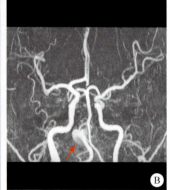

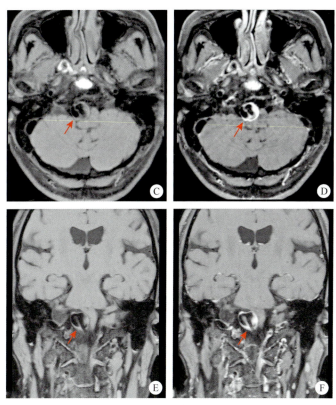

图 3-8　右侧椎动脉颅内段夹层动脉瘤

MRI 示右侧椎动脉颅内段异常信号，T_2WI 中心呈流空信号，边缘呈稍高信号（A，红色箭头）；头颅 MRA 示右侧椎动脉瘤样增粗，信号不均（B，红色箭头）；颅内动脉管壁高分辨率 MRI 平扫示右侧椎动脉颅内段瘤样增粗，信号不均，管腔内可见分隔结构（C、E，红色箭头），增强扫描示瘤壁及内部分隔强化（D、F，红色箭头）

【临床概述】

（1）颅内动脉瘤是颅内动脉的局限性、病理性扩张，多位于动脉分叉处、起始处、侧壁或顶端，存在破裂风险。约 85% 的非外伤性蛛网膜下腔出血由颅内动脉瘤破裂引起。

（2）未破裂颅内动脉瘤常无症状，女性多见，约 20% 为多发颅内动脉瘤。瘤体较大的，可引起脑神经压迫症状，动眼神经麻痹最为常见。颅内动脉瘤破裂后的症状多由蛛网膜下腔出血引起，主要表现为剧烈头痛。

【影像表现】

1. 分类　按形态学可分为囊状动脉瘤（最常见）、梭形动脉瘤、舟状动脉瘤、圆柱状动脉瘤、蜿蜒状动脉瘤。按病因可分为动脉粥样硬化性、细菌性、梅毒性、外伤性、先天性动脉瘤及夹层动脉瘤。按瘤体大小可分为微小动脉瘤（＜ 3mm）、小动脉瘤（3 ～≤ 5mm）、中等动脉瘤（＞ 5 ～≤ 10mm）、大动脉瘤（＞ 10 ～≤ 25mm）及巨大动脉瘤（＞ 25mm）。

2. 部位　多位于 Willis 环，前循环占 90%，好发部位为前交通动脉、后交通动脉、颈内动脉、大脑中动脉分叉处和基底动脉等。

3. CT　最重要的价值为发现蛛网膜下腔出血。较小的动脉瘤在 CT 平扫上常为阴性，大的动脉瘤在 CT 平扫上可表现为类圆形稍高密度影，边界清晰，部分边缘可见钙化。CTA 可三维立体显示动脉瘤的位置、大小、形态及其与载瘤血管的关系。无血栓者表现为均匀血管样强化；瘤腔内部分血栓形成时，动脉瘤腔明显强化，血栓不强化；少量动脉瘤可完全血栓化，内可见钙化，增强扫描后仅瘤壁强化。

4. MRI　对于动脉瘤的显示受动脉瘤的大小、内部血流情况、是否伴有血栓等因素影响。较小动脉瘤常显示欠佳；无血栓动脉瘤可表现为 T_1WI、T_2WI 流空低信号；较大动脉瘤内血流情况复杂，可表现为混杂流空信号或分层信号；动脉瘤内血栓根据成分不同，表现多样，血栓中的高铁血红蛋白表现为高信号，含铁血黄素表现为低信号，残留瘤腔仍有流空效应，表现为低信号。MRA 亦可三维立体显示动脉瘤与载瘤动脉的关系，但分辨率不及 CTA，当动脉瘤破裂出血时局部血管显示不清。近年来，随着高分辨率 MRI 的应用，可清晰显示动脉瘤内部情况及瘤壁强化（图 3-8），有研究显示，动脉瘤壁环形强化提示动脉瘤壁炎性反应，多见于不稳定动脉瘤，提示动脉瘤破裂风险。此外，4D-Flow MRI 技术有助于分析动脉瘤内部血流动力学改变，可获取动脉瘤内部血流的速度、方向和湍流情况等参数，进而辅助评估动脉瘤的稳定性和破裂风险。

【鉴别诊断】

1. 正常血管结构　较小的动脉瘤需与动脉圆锥等正常血管结构相鉴别。动脉圆锥是指动脉分支起始处局限性小凸起，好发于后交通动脉及脉络膜前动脉起始处，呈光滑漏斗状，其尖端发出血管，平滑延续。此时可通过调整 CTA 或 MRA 图像，动态观察血管结构，有助于鉴别。

2. 颅内占位性病变　鞍区及鞍旁的常见占位，如垂体腺瘤、脑膜瘤、颅咽管瘤、下丘脑胶质瘤等因瘤内出血可类似血栓性动脉瘤；邻近血管走行的富血供肿瘤亦可因形似动脉瘤而造成误诊。以下几点有助于鉴别：动脉瘤位于蛛网膜下腔，其占位效应不明显，仔细观察可发现与之相连的载瘤动脉。

【重点提醒】

CT 平扫可发现动脉瘤破裂后引起的蛛网膜下腔出血；MRI 平扫可显示较大动脉瘤内部改变，有诊断价值；CTA 与 MRA 对小动脉瘤检出率高，可三维立体显示动脉瘤的位置、大小、形态及其与载瘤血管的关系。高分辨率 MRI 扫描可发现动脉瘤壁强化，4D-Flow MRI 技术有助于分析动脉瘤内部血流动力学改变，提示动脉瘤破裂风险。

第四节 血管畸形

一、脑动静脉畸形

【典型病例】

患者，男，64岁，突发剧烈头痛7小时，伴意识障碍30分钟（图3-9）。

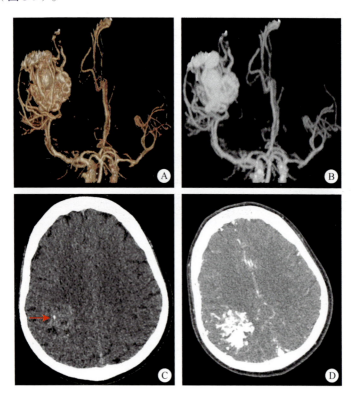

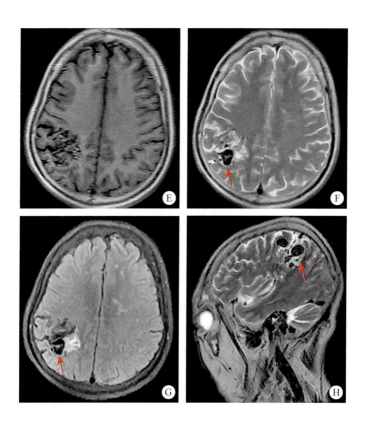

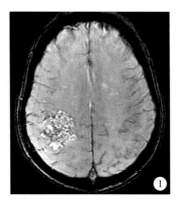

图 3-9　右侧枕顶叶动静脉畸形

头颅 CTA 的 VR 及 MIP 图示右侧畸形血管团（A、B），可见右侧大脑中动脉分支供血，并可见粗大引流静脉；头颅 CT 平扫示右顶叶团片状稍高密度影，内伴点状钙化（C，红色箭头），增强扫描后病灶明显强化（D）。头颅 MRI 示右顶叶畸形血管团：T₁WI 以低信号为主（E），T₂WI/T₂-FLAIR 可见流空血管（F～H，红色箭头），SWI 上为混杂信号（I）（图 3-9 来源于安康市中心医院）

【临床概述】

（1）脑动静脉畸形（arteriovenous malformation，AVM）是颅内最常见的血管畸形，占脑血管畸形的 20% 以上，由供血动脉、异常结构的"动静脉"血管团和引流静脉构成，是引起自发性蛛网膜下腔出血的常见原因之一。

（2）发病高峰年龄为 20～40 岁，无性别倾向，最常见症状为并发脑出血造成的头痛，其次为癫痫和神经功能缺失。

【影像表现】

1. 好发位置　可发生于脑、脊髓的任何部位，最常见于幕上灰白质交界区，大脑中动脉供血、引流入直窦（窦汇）常见。

2. DSA　是诊断 AVM 的金标准，病变于动脉期全部显影，可显示粗大的供血动脉、畸形血管团及供血静脉。

3. CT　平扫表现为边界不清的混杂密度病灶，其中可见等或高密度点状、线状血管影，可有钙化。增强扫描可见点线状血管影强化，亦可显示粗大引流静脉。AVM 出血位置表浅，形态不规则，出血可进入蛛网膜下腔。CTA 可很好地显示供血动脉、畸形血管团和引流静脉及其空间关系，有助于手术准确切除病灶。

4. MRI　绝大多数 AVM 中的血管成分由于流空效应在 T_1WI、T_2WI 上均呈低信号，当病灶内有血栓形成时，表现为低信号病灶内夹杂高信号，不同时期的 AVM 血肿信号演变模式与颅内血肿相近。MRA 可直接显示 AVM 的供血动脉、异常血管团、引流静脉。

【鉴别诊断】

脑 AVM 具有独特的影像学特征，即畸形血管团构成的瘤巢、异常增粗的供血动脉及引流静脉，根据上述征象可准确诊断 AVM。本病的鉴别诊断包括动脉瘤伴血栓形成、海绵状血管畸形、发育性静脉畸形等。

【重点提醒】

脑 AVM 的影像学检查主要依靠 CTA、MRA/MRI 和 DSA。CTA 主要用于 AVM 的早期诊断，具有较高的敏感度，除了能辨别 AVM 病灶，还能显示急性出血、占位效应或解剖结构移位。MRI 具有较高的软组织分辨率，结合 MRA 可清晰显示畸形血管团的大小、范围、供血动脉、引流静脉及其与周围神经结构之间的关系。DSA 仍是诊断 AVM 的金标准，能直观、动态显示解剖结构、血液循环及脑盗血情况，能准确评价 AVM 血流动力学变化，对于临床治疗具有指导作用。

二、硬脑膜动静脉瘘

【典型病例】

患者，男，70 岁，头晕 3 月余（图 3-10）。

【临床概述 】

（1）硬脑膜动静脉瘘（dural arteriovenous fistula，DAVF）是指硬脑膜动脉与静脉窦或皮质静脉的病理性直接相通，占颅内血管畸形的 5% ～ 15%，DAVF 由供血动脉、瘘口、引流静脉（或静脉窦）三部分构成。

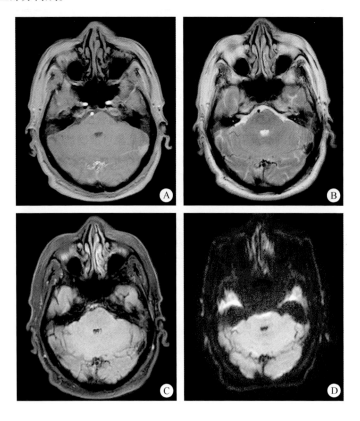

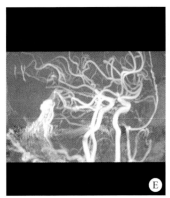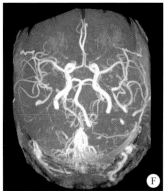

图 3-10　窦汇区硬脑膜动静脉瘘

头颅 MRI 示窦汇区异常增多迂曲小血管影，T_1WI 呈血管样高信号（A），T_2WI/T_2-FLAIR/DWI 呈血管流空信号（B～D）；头颅 MRA 示窦汇区异常增多迂曲小血管影（E、F）

（2）DAVF 多见于成年人，好发于 50～60 岁，无性别倾向，可无症状，临床表现与瘘口位置、供血动脉来源、引流静脉方向有关，主要表现为颅内压增高、颅内出血、头痛、眼球突出、搏动性耳鸣、颅内杂音、癫痫和其他神经功能损害症状。

【影像表现】

1. 好发位置　可发生于硬脑膜的任意部位，以横窦、乙状窦、海绵窦及上矢状窦最为多见。DAVF 分流部位常位于硬脑膜内，病变的主要供血动脉为脑膜动脉。

2. DSA　是诊断 DAVF 的"金标准"，可明确供血动脉、瘘口位置、引流静脉、静脉窦闭塞及脑血流循环异常。

3. CT　平扫常为阴性。主要显示脑出血、静脉性梗死等合并症，增强扫描可显示供血动脉和扩张的静脉窦、血栓等。CTA 可显示供血动脉及提前显影的引流静脉、静脉窦闭塞。

4. MRI　平扫直接征象为大量的流空血管，严重时可见大脑皮质静脉蚯蚓状广泛迂曲、静脉窦增宽，间接征象包括一侧大脑半球或单个脑叶脑水肿、脑积水、静脉性脑梗死。MRA 能显示异常增粗、迂曲的血管，还能较清晰地显示瘘口。MRV 对静脉窦血栓形成的诊断也很有帮助。DAVF 患者在 SWI 中通常表现为皮质静脉高信号，这使 SWI 在显示静脉扩张与充血方面优于常规 MRI，能较为准确地描述 DAVF 相关性皮质静脉回流。四维血流磁共振成像（4D-Flow MRI）与常规三维时间飞跃法磁共振血管造影（3D TOF MRA）相比，具有更高的时间和空间分辨率，并能选择性描述供血动脉和引流静脉，使其在诊断及指导治疗方面具有巨大潜力。

【鉴别诊断】

DAVF 最常与脑动静脉畸形（AVM）相混淆。出现硬脑膜动脉供血，同时脑实质缺乏明确畸形血管团是 DAVF 的标志性特征，可用于 DAVF 与 AVM 的鉴别。DAVF 虽可出现在硬脑膜的任何部位，但主要发生于横窦、乙状窦、海绵窦及上矢状窦。与之相反，脑 AVM 主要发生于脑实质内，且其血供主要源自皮质（或软脑膜）动脉。

【重点提醒】

CT、MRI 影像技术的进步提高了 DAVF 诊断的准确性，基本可做到准确显示瘘口位置和引流静脉。影像融合技术的引入结合了不同影像诊断技术的优点，可协助确定手术方案。鉴于 DAVF 存在细微复杂的供血动脉，DSA 仍是目前诊断 DAVF 的金标准，但随着无创诊断技术的发展，其有望在诊断和随访中替代传统 DSA。

三、脑静脉畸形

【典型病例】

患者，男，45 岁，头晕 6 个月（图 3-11）。

【临床概述】

1. 脑静脉畸形（cerebral venous malformation，CVM） 又称脑静脉性血管瘤和脑发育性静脉异常。

2. 发病年龄 20～60岁，无性别倾向，通常无症状，其症状取决于病变的位置和大小，主要表现为头痛、癫痫和其他神经功能损害症状。

【影像表现】

1. 好发位置 可发生于脑的任何部位，最常见于额叶，其次为小脑、顶叶、颞叶、基底节和丘脑、脑干。

2. DSA 通常在动脉期无发现，于静脉期或毛细血管晚期可显示许多扩张的、线状排列、细小的髓静脉，形成伞状外形，汇聚到明显扩张的中央静脉/引流静脉，即"水母头"样改变。

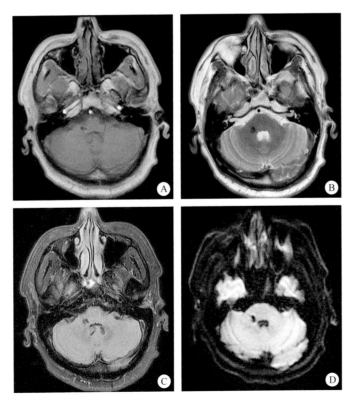

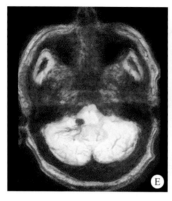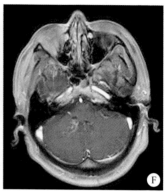

图 3-11 右侧桥臂及小脑静脉畸形伴陈旧微出血灶

头颅 MRI 示右侧桥臂异常信号，各序列呈低信号（A～D），SWI 示右侧桥臂及小脑斑点状低信号及"水母头"样流空信号（E），增强扫描右侧桥臂及小脑可见"水母头"样强化灶（F）

3. CT　平扫常为阴性。CTA 在静脉期可清晰显示静脉畸形的特征性"水母头"样改变。

4. MRI　平扫可显示静脉畸形血管，表现为 T_1WI、T_2WI 的血管流空，当髓静脉较纤细或流速缓慢时，可显示不清。增强扫描可显示细小髓静脉呈放射状向引流静脉汇聚，形成典型的"水母头"样表现。SWI 对磁敏感性物质显示能力强，可显示管径细小、流速慢的血管，因此适用于常规扫描难以显示的低流速血管畸形，如海绵状血管瘤、静脉畸形、毛细血管扩张症等，在脑静脉畸形的诊断中发挥着重要作用。

【鉴别诊断】

脑静脉畸形具有独特的影像学特征，即"水母头"样改变，诊断不难。对较小的病变，则易误诊为海绵状血管瘤、胶质瘤或其他占位性病变，增强 MRI 检查及 SWI 有助于鉴别诊断。

【重点提醒】

SWI 技术无须注射对比剂，能够真实反映低流速血管及其病变，清晰地显示静脉畸形及伴发的隐匿性血管畸形，可作为脑静脉畸形的首选检查方法。

四、海绵状血管畸形

【典型病例】

患者，男，58 岁，一过性右上肢无力 3 小时（图 3-12）。

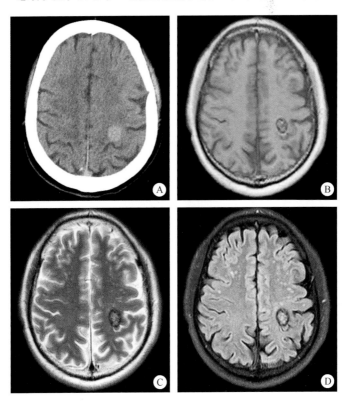

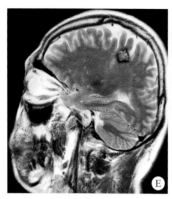
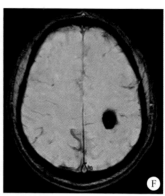

图 3-12 左侧半卵圆中心海绵状血管瘤

CT 平扫示左侧半卵圆中心类圆形稍高密度灶，边界清，周围未见水肿带（A）。头颅
MRI 示左侧半卵圆中心异常信号：$T_1WI/T_2WI/T_2$-FLAIR 病灶中心呈高信号，边缘呈低
信号环（B～E），SWI 病灶呈低信号（F）

【临床概述】

1. 颅内海绵状血管畸形（cavernous malformation，CM） 又称
海绵状血管瘤，分为脑内型及脑外型，以脑内型多见。

2. 发病年龄 为 20～40 岁，无性别倾向，2/3 为单发性、散发
性病变，1/3 为多发性、家族性病变。常见症状包括癫痫、运动和感
觉障碍、反复出血引起的头痛、昏迷，部分患者无症状。

【影像表现】

1. 好发位置 脑内型可发生于脑及脊髓任何部位，以幕上多
见，好发于大脑皮质及皮质下区；脑外型常位于颅中窝，绝大多数
位于海绵窦区。

2. DSA 为阴性，故又称为隐匿性血管畸形。

3. CT 脑内型平扫多为类圆形稍高密度影，边界清，周围无
水肿，少有占位效应，内常伴斑点状钙化，增强扫描后病变无或轻

度强化。伴有急性出血时表现为病灶内高密度，可破入周围脑实质或蛛网膜下腔。脑外型常表现为位于颅中窝近海绵窦的椭圆形或"哑铃"形病灶，边界清，呈等密度或稍高密度，钙化少见，邻近颅骨常受压吸收，增强扫描多明显均匀强化。

4. MRI　脑内型典型表现为 T_1WI、T_2WI 上病灶中心呈网状混杂信号，周围伴低信号环，呈"爆米花"或"桑葚"状外观，病理上相当于机化程度不同的血栓与小血肿，周围是胶质增生和含铁血黄素沉积，提示病灶内反复出血、血栓形成。病灶周围常无水肿及占位效应，增强扫描后轻度强化或不强化。另外 SWI、T_2^*WI 等磁敏感序列可检出病灶内的反复出血及周围的含铁血黄素环，特别对多发微小 CM 的检出有重要价值。脑外型在 T_1WI 上表现为边界清晰的"哑铃"形或椭圆形等信号或稍低信号，T_2WI 上为明显高信号，周围无低信号环及水肿，增强扫描后为均匀一致的显著强化，部分病变表现为渐进性强化。

【鉴别诊断】

典型脑内型及脑外型 CM 的诊断并不困难，脑内型 CM 鉴别诊断包括其他类型的血管畸形、脑转移瘤伴出血等，后者有原发肿瘤病史，病灶常多发，增强扫描后病灶实性部分强化，常伴瘤周水肿。脑外型 CM 鉴别诊断：①脑膜瘤，一般以等信号为主，增强扫描后均匀强化，常伴脑膜尾征；②神经鞘瘤，坏死、囊变常见，增强扫描后囊壁及实性部分明显强化；③垂体腺瘤，多位于鞍内，可向上生长出现"束腰"征，也可包绕一侧或双侧颈内动脉，易发生囊变坏死；④动脉瘤，如无血栓形成，呈明显流空信号改变，增强扫描后与颈内动脉强化程度一致，如合并血栓，信号多混杂。

【重点提醒】

不典型 CM 有时与胶质瘤及部分血栓形成的动脉瘤难以区分，出血吸收后随诊影像学检查，对于判断病灶性质至关重要。

五、毛细血管扩张症

【典型病例】

患者，女，35 岁，头痛 7 个月（图 3-13）。

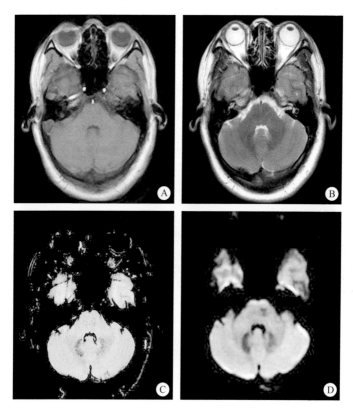

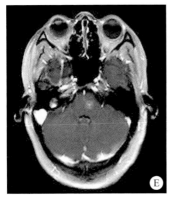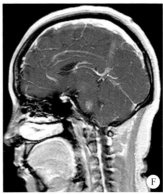

图 3-13 桥臂毛细血管扩张症

头颅 MRI 示桥臂异常信号：T_1WI/T_2WI 呈等信号（A、B），T_2-FLAIR/DWI 呈稍低信号（C、D），增强扫描后呈结节状强化，中央可见点状强化（E、F）

【临床概述】

（1）颅内毛细血管扩张症（intracranial capillary telangiectasia，ICT）是一种相对少见的脑血管畸形。ICT 病因不明，可能与毛细血管发育异常相关。

（2）ICT 多见于中老年人，多数无症状，多在神经影像学研究或尸检中偶然发现。极少数可因血管破裂出血引起相应症状。

【影像表现】

1. 好发位置 多位于脑桥、桥臂、延髓、小脑等。

2. DSA 阴性，属于隐匿性血管畸形。

3. CT 通常难以发现病变。

4. MRI 常规 MRI 的 SE 序列 T_1WI、T_2WI 常难以显示，部分病灶 T_1WI 呈稍低信号，T_2WI 呈等或稍高信号，T_2-FLAIR 呈低信号，增强扫描后表现为轻度强化，典型者形成筛孔样表现，即在不强化的脑实质背景下有许多强化的血管影。SWI 序列对 ICT 检出的敏感度高，表现为点状、类圆形低信号，边界清，部分较大病灶可见典型靶征，即病灶边缘呈环状低信号，中间呈稍高信号。

【鉴别诊断】

1. 颅内陈旧微出血灶　表现为 SWI 低信号，与 ICT 鉴别存在困难，增强扫描后通常不强化。

2. 海绵状血管瘤　易反复出血，病灶内有钙化，周边可见含铁血黄素沉积，呈"爆米花"或"桑葚"状改变，易于鉴别。

【重点提醒】

DSA 和 CT 难以发现病变，MRI 的常规 SE 序列对局部磁场变化不敏感，常难以检出毛细血管团。SWI 可极为敏感地显示 ICT 病灶，所以对于临床可疑 ICT 时建议加做 SWI 序列。

第五节　脑小血管病

【典型病例】

患者，女，71 岁，言语不清、左侧肢体无力 13 天（图 3-14）。

【临床概述】

（1）脑小血管病（cerebral small vessel disease，CSVD）是指各种病因影响脑内小动脉、微动脉、毛细血管、微静脉和小静脉所导致的一系列临床、影像、病理综合征。

（2）老年人多见，临床表现变异大，疾病早期多数无明显症状，晚期可表现为脑卒中、精神症状及认知功能障碍等。

【影像表现】

1. CT　头颅 CT 可显示发病 12 小时以上的急性腔隙性梗死，并可显示脑白质病变，但其敏感度低、显示病变范围和实际病变范围的一致性差，且不能显示微出血，而 CT 灌注成像可以显示脑小血管床的血流灌注，其时间和空间分辨率较高。

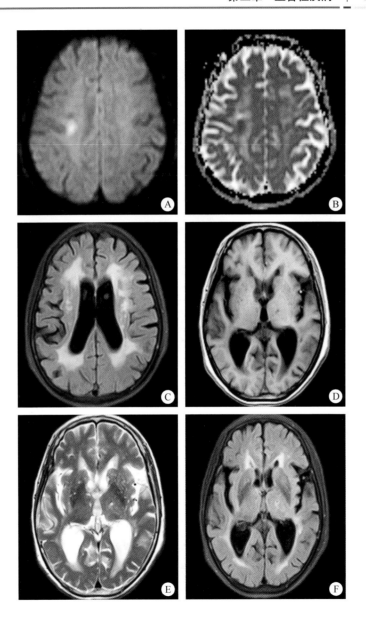

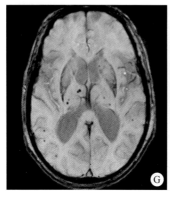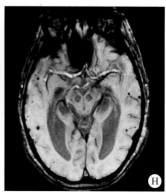

图 3-14 脑小血管病

头颅 MRI 示右侧额叶皮质下新发梗死灶，DWI 呈高信号（A），ADC 图呈低信号（B）；双侧侧脑室周围白质斑片状及融合状异常信号，T_2-FLAIR 呈高信号（C）；脑内多发腔隙，T_1WI 呈高信号（D），T_2WI 呈高信号（E），T_2-FLAIR 呈中心低、边缘高信号（F）；双侧基底节多发血管周围间隙，T_2WI 呈点状高信号（E）；脑内多发微出血灶，SWI 呈点状低信号（G、H）；脑萎缩（A～H）

2. MRI

（1）新发小的皮质下微梗死：显示穿支动脉供血区的新发腔隙性梗死。在轴位图像上，病灶最大直径 ≤ 20mm。DWI 呈高信号，T_1WI 呈低信号，T_2WI 和 T_2-FLAIR 呈高信号。其转归包括病灶消失、演变为白质高信号或腔隙。

（2）可能为血管起源的腔隙：为圆形或卵圆形，直径 ≤ 20mm，分布于皮质下白质和深部灰质或脑干，充满与脑脊液相同的信号，与穿支动脉供血区陈旧梗死或出血相关。T_2-FLAIR 表现为中心脑脊液样低信号，周边绕以胶质化的高信号环。T_2-FLAIR 也可表现为高信号，但 T_1WI、T_2WI 和其他序列显示为脑脊液样信号。

（3）可能为血管起源的白质高信号：T_2WI 和 T_2-FLAIR 序列呈

大小不等的白质高信号，T_1WI 呈等或稍低信号。常用改良 Fazekas 分级法（0～3 级）来评估其严重程度：0 级为正常，1 级为斑点状，2 级为斑块状，3 级为斑片状或融合病变。

（4）血管周围间隙：位于灰质、白质内沿典型血管走行的充满液体的间隙，在所有 MRI 序列上信号强度与脑脊液相似。

（5）脑微出血：常规 MRI 序列上一般表现为阴性，在磁化率敏感的序列（如 GRE 或 SWI）表现为圆形、边界清晰、均匀低信号灶，直径多为 2～5mm。

（6）脑萎缩：CSVD 患者出现的脑体积减小，但与特定的、宏观局灶性损伤（如外伤和脑梗死）无关，其表现为脑皮质变薄，脑室系统扩张，脑沟、脑池增宽。

【鉴别诊断】

（1）CSVD 的白质高信号应与多发性硬化等其他脑白质病变相鉴别，多发性硬化好发于中青年女性，临床反复发作，典型的白质病灶垂直于侧脑室长轴，呈"直角脱髓鞘征"，急性期呈环形或斑片强化。

（2）CSVD 的微出血应与其他原因所致磁敏感序列的低信号相鉴别。钙化在 SWI 幅值图上也显示为低信号，但在 SWI 相位图上与出血信号高低相反；海绵状血管瘤可表现为 SWI 低信号，但在 T_2WI 序列常呈中心高信号，周围低信号；弥漫性轴突损伤可导致微出血，但病灶多位于皮髓质交界区及胼胝体，外伤史有助于鉴别。

【重点提醒】

头颅 MRI 是检测 CSVD 最重要的方法，阅片时应注意病变的部位、形态、大小、数目及范围。对于 CSVD，任何单一影像学标志的诊断特异性均较低，多个影像学标志同时存在可极大提高诊断特异性。

第六节　脑静脉系统血栓形成

【典型病例】

病例一　患者，女，47 岁，间断头痛 36 天（图 3-15）。

病例二　患者，女，35 岁，间断头痛伴恶心呕吐 3 个月（图 3-16）。

【临床概述】

（1）脑静脉窦血栓形成（cerebral venous sinus thrombosis，CVST）是由多种病因引起的脑静脉、静脉窦回流受阻，常伴有脑脊液吸收障碍，导致以颅内高压为特征的特殊类型的脑血管病，以中青年发病多见。

（2）主要临床表现为颅内高压导致的一系列临床症状，包括头痛、恶心、呕吐、视力下降，也可表现为局灶性脑损害（偏侧肢体无力）、癫痫发作等。

（3）常见病因可分为感染性及非感染性两大类。前者常继发于头面部及耳源性感染；后者多见于妊娠和围产期、口服避孕药、血小板增多症、遗传性凝血功能障碍、严重脱水、外伤和消耗性疾病等。

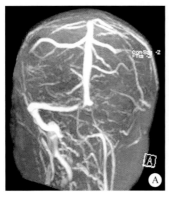
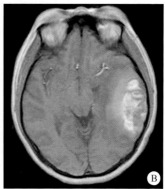

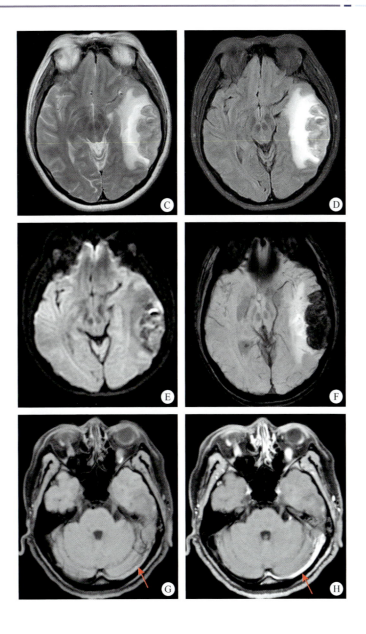

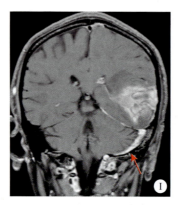

图 3-15 左侧横窦、乙状窦静脉性血栓伴左侧颞叶静脉性梗死伴出血

头颅 MRV 示左侧横窦及乙状窦未见显影（A）；MRI 示左侧颞叶团片状异常信号：T_1WI 呈混杂等、高信号（B），T_2WI/T_2-FLAIR/DWI 均呈混杂等、低信号（C～E），SWI 呈低信号（F）；高分辨率静脉黑血管壁 MRI 平扫示左侧横窦等信号血栓充盈（G，红色箭头），增强扫描示左侧横窦血栓明显强化（H、I，红色箭头）

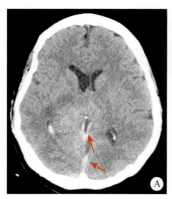

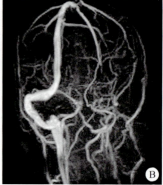

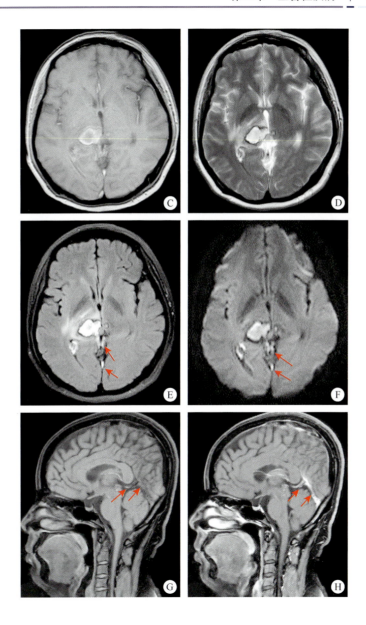

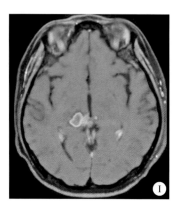

图 3-16 双侧大脑大静脉、直窦血栓伴双侧丘脑静脉性梗死伴出血
CT 示双侧丘脑肿胀，密度增高，双侧大脑大静脉及直窦高密度影（A，红色箭头）；MRV 示双侧大脑大静脉、直窦、左侧横窦及乙状窦未见显影（B）；常规头颅 MRI 示双侧丘脑类圆形异常信号，各序列以高信号为主，边缘可见低信号环，右侧丘脑为著（C～F），双侧大脑大静脉及直窦流空信号异常（红色箭头）；高分辨率静脉黑血管壁 MRI（G～I），平扫示大脑大静脉及直窦呈等、稍高信号血栓充盈（G，红色箭头），增强扫描示大脑大静脉及直窦血栓明显强化（H，红色箭头）

【影像表现】

1. **分类** 临床上常将 CVST 分为三类，即静脉窦栓塞、皮质浅静脉栓塞及深静脉栓塞，其中静脉窦栓塞最常见，好发于上矢状窦及横窦。

2. **静脉窦血栓** CT 典型表现为受累静脉窦内血栓呈"条带状"高密度影及上矢状窦栓塞时出现的"三角征"，增强扫描后出现的"空三角征"（强化的上矢状窦窦壁与腔内低密度血栓形成对比）。MRI 表现与血栓形成时间有关，特征表现为 T_1WI 和 T_2WI 呈条状高信号，即代表亚急性期血栓，以及增强扫描后出现的"空三角征"（原理同 CT）。CTV 和 MRV 具有较高的敏感度和特异度，可同时显示静脉窦闭塞和窦内血栓，表现为静脉窦或颈静脉局部血流中断或不规则充盈缺损，周围可见增多、杂乱、扩张的静脉丛或浅静脉。静脉窦栓塞造成的脑实质改变主要为脑组织弥漫性肿胀及静脉性脑梗死，MRI 表现为静脉窦旁的梗死灶呈非动脉供血区分布，早期为血管源性水肿改变，DWI 呈等、低信号或稍高信号，ADC 图呈高信号或等信号，晚期为细胞毒性水肿，DWI 呈高信号，ADC 图呈低信号，当出现静脉性出血时，可表现为片状血肿信号，SWI 可更敏感地显示颅内出血，CT 表现为单发或多发的高密度出血灶。高分辨率静脉黑血管壁 MRI 可直接显示静脉窦内血栓，可以根据血栓信号特点进行分期诊断，急性期血栓由于富含去氧血红蛋白而呈等信号；亚急性期血栓因富含高铁血红蛋白而呈高信号；慢性期血栓中出现机化、纤维化等变化，呈等信号，增强扫描后可见强化（图 3-15G ～ I）。

3. 皮质浅静脉栓塞　CT 多表现为位于皮质区的局灶性低密度病变，其内可见少许点线状高密度出血，病变区域与动脉供血不符。MRI 上可见皮质静脉流空信号消失，SWI 可早期发现皮质静脉栓塞，表现为低信号"锁带"征。高分辨率静脉黑血管壁 MRI 可直接显示皮质静脉内血栓，信号特点同静脉窦血栓。

4. 深静脉栓塞　CT 表现为双侧丘脑肿胀伴对称或非对称性低密度区，可继发高密度出血灶。MRI 表现为双侧丘脑、基底节对称或非对称性肿胀伴水肿信号，可继发出血信号，此外 MRI 可显示受累深静脉流空信号消失。CTV 和 MRV 可显示深静脉内存在条形、不规则充盈缺损。高分辨率静脉黑血管壁 MRI 可直接显示深静脉窦内血栓形成，信号特点同静脉窦血栓（图 3-16）。

【鉴别诊断】

1. 静脉窦发育变异　多发生于横窦，一侧静脉窦较对侧细，部分静脉窦可发生闭锁。

2. MRV 成像的流动间隙效应　易发生于复杂血流状态或血流速度相对缓慢的静脉窦中，易误诊为静脉窦血栓，在增强 MRV 或 CTV 中，流动间隙效应可明显减少。

3. **蛛网膜颗粒** 常表现为静脉窦内局灶性充盈缺损，其多与脑脊液信号相仿，多在特定部位出现，如横窦外侧部位等，有助于鉴别。

4. **动脉性脑梗死** 静脉栓塞继发脑梗死须与动脉性脑梗死相鉴别，后者病灶符合动脉供血区分布，急性期为细胞毒性水肿，CTA或 MRA 可发现责任血管，病灶合并出血较少。

5. **颅内占位性病变** 深静脉栓塞造成的双侧丘脑水肿或梗死须与占位性病变相鉴别，前者可见深静脉内充盈缺损，增强扫描可有助于鉴别。

【重点提醒】

目前该病的诊断主要依赖于多模态影像技术的联合应用，如 CT平扫结合 CTV、MRI 结合 MRV 等。CTV 具有较高的敏感度和特异度，CT 平扫结合 CTV 可明确诊断静脉窦血栓形成，其优点是快速而准确，但缺点是辐射剂量较大，且有对比剂过敏风险。MRI 结合MRV 可直接显示颅内静脉窦血栓及其继发的各种脑实质病变，较CT 更加敏感和准确。其中，三维对比增强 MRV（3D CE-MRV）图像空间分辨率高，对小静脉显示较好，伪影较少，应用范围广泛。高分辨率静脉黑血管壁成像可清晰显示颅内静脉和静脉窦血栓，特别是对于皮质浅静脉栓塞识别率高，并能准确区分各时期血栓，具有较好的应用前景。

（王 臣 高 艳）

第四章

颅 脑 损 伤

第一节　颅 骨 骨 折

【典型病例】

病例一　患者，男，59 岁，多发伤（图 4-1A）。

病例二　患儿，男，4 岁，高处坠落伤后 3 小时（图 4-1B～D）。

【临床概述】

（1）颅骨骨折（fracture of skull）是指受暴力作用所致颅骨正常结构改变。

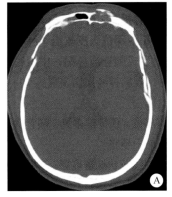

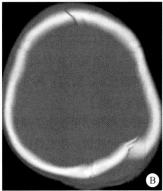

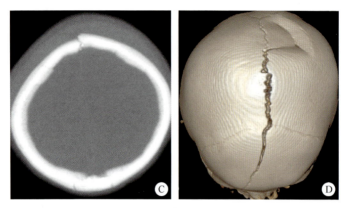

图 4-1 颅骨骨折

CT 示颅骨多发骨折：额骨、左颞骨粉碎性骨折并额窦积血，右侧冠状缝分离（A），额骨线形骨折、左顶骨凹陷性骨折（B），矢状缝分离（C），VR 显示左顶骨凹陷性骨折及矢状缝分离（D）

（2）按骨折部位分为颅盖骨折与颅底骨折；按骨折形态分为线形骨折、凹陷性骨折、粉碎性骨折；颅缝分离为特殊类型线形骨折；按骨折与外界是否相通分为开放性骨折与闭合性骨折。

（3）患者有明确的外伤史，可见相应部位头皮软组织肿胀、头皮下血肿；前颅底骨折易损伤脑膜，造成脑脊液鼻漏；中颅底骨折可伴外耳道流血、流液；部分患者可出现脑神经损伤表现。

【影像表现】

1. 好发部位　可发生于颅骨任何部位，顶骨最多见，额骨次之，再者为颞骨和枕骨。颅底骨折多见于前中颅底。

2. X 线　线形骨折显示为颅骨僵硬条状低密度影；3 岁以下儿童常无明显骨折线，仅表现为颅骨局部凹陷；当投影的中心线切过凹陷性骨折的内凹位置时，表现为骨折片呈圆锥状凹入；粉碎性骨折多表现为颅骨呈放射状裂成数块。

3. CT 能够较好地显示颅骨骨折，表现为颅骨内外板的连续性中断、移位。颅缝分离是一种特殊的颅骨骨折，表现为颅缝增宽，成人＞1.5mm、儿童＞2.0mm，可诊断为颅缝分离；或者对比双侧颅缝，宽度相差 1mm 以上，也提示颅缝分离。

【鉴别诊断】

1. 颅缝 从解剖位置上容易区分，冠状缝、矢状缝、人字缝有特定的位置，一般宽度≤2mm。

2. 静脉壶、蛛网膜颗粒 位于矢状缝旁、硬膜静脉窦旁/内等特定位置，常与血管沟相通，呈圆形或卵圆形，边界光滑、清晰。

【重点提醒】

（1）CT 是颅骨骨折的主要检查方法，采用骨算法下骨窗对骨折显示更清晰。三维重组可以全面、立体地显示骨折情况，为手术治疗提供直观的参考。

（2）颅内积气和鼻旁窦、乳突气房积液，多为颅底骨折引起的间接征象，一旦发现此类影像学征象，须仔细寻找颅骨骨折，以免漏诊。

第二节　脑挫裂伤

【典型病例】

病例一　患者，女，46岁，外伤后 3 小时余（图 4-2A）。

病例二　患者，男，59岁，脑外伤后 1 小时（图 4-2B）。

病例三　患者，男，61岁，脑外伤后 8 天（图 4-2C～E）。

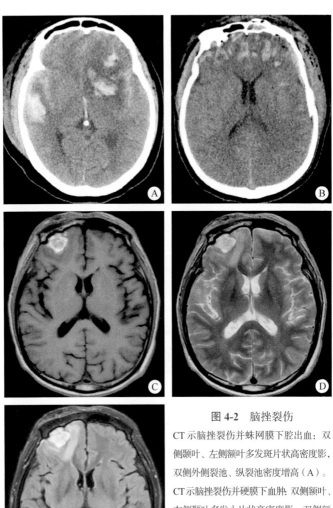

图 4-2 脑挫裂伤

CT 示脑挫裂伤并蛛网膜下腔出血：双侧颞叶、左侧额叶多发斑片状高密度影，双侧外侧裂池、纵裂池密度增高（A）。

CT 示脑挫裂伤并硬膜下血肿：双侧颞叶、左侧颞叶多发小片状高密度影，双侧额部颅骨内板下方新月形高密度影（B）。

MRI 示脑挫裂伤并亚急性晚期脑出血：右侧额叶病灶 $T_1WI/T_2WI/T_2$-FLAIR 均呈高信号影，周围可见水肿带（C～E）

【临床概述】

1. 脑挫裂伤　是指外力导致的脑组织的器质性损伤，是脑挫伤和脑裂伤的统称。脑挫伤是外伤引起的皮质及其深部组织的散在小出血灶、脑水肿和脑肿胀；脑裂伤是指脑和软脑膜血管的断裂；两者多同时发生，故称脑挫裂伤。脑挫裂伤常发生于着力部位和对冲部位，以后者更常见，常并发蛛网膜下腔出血。

2. 临床表现　头痛、恶心、呕吐、意识障碍、癫痫等。

【影像表现】

1. CT　表现为大小不等的单发或多发片状低密度影，形态不规则，边缘模糊，部分低密度影内可见散在的点片状出血灶，出血量较大时形成脑内血肿，也可伴蛛网膜下腔出血、颅内血肿、颅骨骨折和颅内积气等。蛛网膜下腔出血表现为大脑纵裂池、脑池、脑沟内高密度影；脑外伤恢复期，脑挫裂伤病灶可恢复至正常脑组织密度，也可转化为脑软化灶，表现为低密度影。

2. MRI　可清晰显示脑挫裂伤和脑水肿，脑水肿 T_1WI 呈低信号，T_2WI 呈高信号，出血灶在 MRI 上表现复杂，信号可随时间发生变化，亚急性晚期呈典型 T_1WI、T_2WI 双高信号；采用 SWI 序列，可以更好地显示脑挫裂伤病灶，表现为相应部位的低信号影，周围可见稍高信号环绕。脑挫裂伤可完全恢复或残留软化灶，可伴邻近脑组织脑萎缩。

【鉴别诊断】

1. 出血性脑梗死　无外伤史，具有急性发作的局灶性神经功能丧失的临床特点；在影像学上，病灶的低密度区与供血血管分布一致，形态更规则。

2. 自发性脑出血　无外伤史，常见于中老年人，多有高血压、糖尿病等病史；出血部位以基底节区或枕叶常见。

第三节 颅内血肿

颅脑外伤后引起颅内继发性出血，血液集聚于颅腔内达到一定容积（通常幕上出血大于20ml，幕下出血大于10ml），形成局限性占位性病变，称为颅内血肿；其发生率约占颅脑损伤的10%；按血肿形成的部位可分为硬膜外血肿、硬膜下血肿及脑内血肿。

一、硬膜外血肿

【典型病例】

病例一　患者，男，46岁，外伤后昏迷1小时（图4-3A、B）。

病例二　患者，男，40岁，脑外伤后15天（图4-3C～E）。

【临床概述】

（1）硬膜外血肿是外伤所致脑膜中动脉及其分支破裂出血所致，常伴发颅骨骨折。

（2）临床表现为意识障碍、头痛、呕吐等症状，部分患者可出现面瘫、偏瘫或失语等神经受损体征；因出血速度、血肿部位及年龄的差异而有所不同，但从临床特征看，仍有一定的规律及共性，即昏迷—清醒—再昏迷；大部分为急性血肿，慢性血肿较少。

【影像表现】

1. 好发部位　颞部、额顶部和颞顶部多见，这与颞部含有脑膜中动、静脉，又易被骨折所撕裂有关。

2. CT　典型表现为颅骨内板下梭形高密度区，边界清晰；部分硬膜外血肿密度不均匀，常提示存在急性活动性出血；血肿部位常伴有骨折，血肿一般不跨颅缝，但可跨越中线及小脑幕。

3. MRI　硬膜外血肿形态与CT显示相似，血肿呈梭形，边界清，血肿信号强度随时间发生变化。

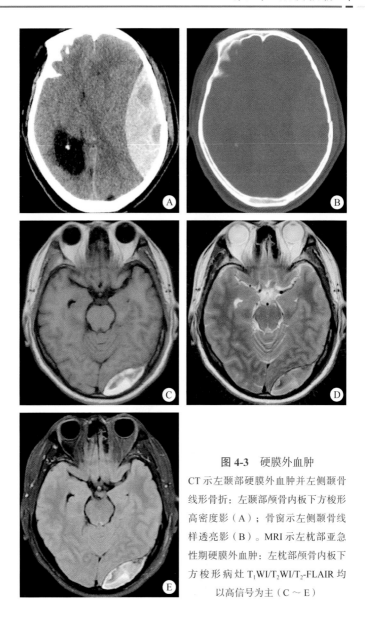

图 4-3　硬膜外血肿

CT 示左颞部硬膜外血肿并左侧颞骨线形骨折：左颞部颅骨内板下方梭形高密度影（A）；骨窗示左侧颞骨线样透亮影（B）。MRI 示左枕部亚急性期硬膜外血肿：左枕部颅骨内板下方梭形病灶 $T_1WI/T_2WI/T_2$-FLAIR 均以高信号为主（C～E）

【鉴别诊断】

硬膜下血肿是发生于硬脑膜与蛛网膜之间的血肿，CT 表现呈新月形或弧形高密度区，范围较广，可跨越颅缝，但不跨越中线及小脑幕。

二、硬膜下血肿

【典型病例】

病例一　患者，男，72 岁，脑外伤 6 小时（图 4-4A）。

病例二　患者，男，75 岁，闭合性颅脑损伤 3 天（图 4-4B）。

病例三　患者，男，63 岁，脑外伤 6 天（图 4-4C ～ F）。

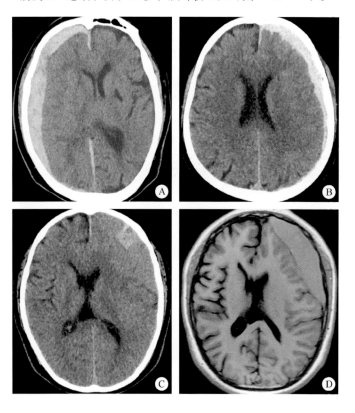

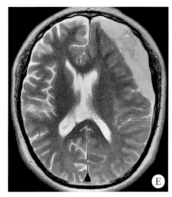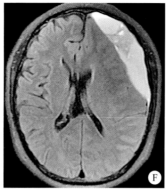

图 4-4 硬膜下血肿

CT 示右额、颞、枕部颅骨内板下方新月形高密度影及大脑镰旁条带状高密度影（A）；左额、颞、枕部颅骨内板下方新月形高密度影（B）；左额、颞部颅骨内板下方新月形等、高混杂密度影（C）。MRI 示左额、颞部颅骨内板下方新月形异常信号：T_1WI 呈等、高混杂信号（D），T_2WI/T_2-FLAIR 以高信号为主（E、F）

【临床概述】

（1）硬膜下血肿是指发生于硬脑膜与蛛网膜之间的血肿，常为减速性头外伤所致，多为静脉、小动脉或桥静脉撕裂出血所致，常与脑挫裂伤同时存在。

（2）临床上，急性硬膜下血肿病程短，症状重且恶化迅速，多数为持续性昏迷，且进行性加重。

（3）硬膜下血肿按时间分为急性期（3 天以内）、亚急性期（3 天至 3 周）及慢性期（3 周以上）。

【影像表现】

1. 好发部位 额部、额颞部多见，位于脑凸面硬膜与蛛网膜之间，血肿范围广，多呈新月形或半月形。

2. CT 急性硬膜下血肿表现为颅骨内板下新月形高密度影；少数贫血患者及大量脑脊液进入血肿时为等密度或低密度；亚急性和

慢性硬膜下血肿可表现为高、等、低或混杂密度，其内可出现分层影；硬膜下血肿范围广泛，可跨越颅缝，但不跨越中线及小脑幕，常合并脑挫裂伤；增强扫描对诊断等密度硬膜下血肿有帮助，可借助强化的皮质、脑表面静脉或血肿包膜勾画出血肿轮廓，从而准确计算出血量。

3. MRI　硬膜下血肿表现为颅骨内板下方新月形异常信号影，血肿的 MRI 信号随时间发生变化。MRI 对亚急性硬膜下血肿诊断的敏感度和特异度均较高，表现为颅骨内板下弧形异常信号，$T_1WI/T_2WI/T_2$-FLAIR 均呈高信号。

【鉴别诊断】

硬膜外血肿：颅骨内板下方可见梭形边缘清晰高密度影，密度多较均匀，一般较局限，不越过颅缝，常伴有邻近颅骨骨折。

第四节　外伤性轴索损伤

【典型病例】

病例一　患者，男，56 岁，脑外伤后头痛 2 小时（图 4-5A、B）。

病例二　患者，女，18 岁，车祸伤后头痛 1 天（图 4-5C ～ F）。

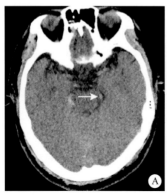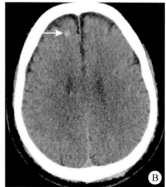

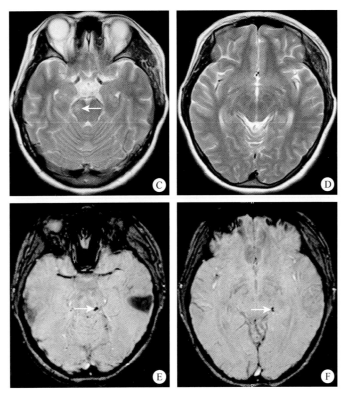

图 4-5 外伤性轴索损伤

CT 平扫示出血性轴索损伤：脑干左缘可见小片高密度影（A，白色箭头），右额叶可见小片状高密度影（B，白色箭头）。MRI 示脑干右缘非出血性轴索损伤：T₂WI 呈高信号（C，白色箭头）、SWI 未见异常信号（E，白色箭头）。MRI 示脑干左缘出血性轴索损伤：SWI 呈低信号（E、F，白色箭头），T₂WI 未见异常信号（C、D）

【临床概述】

（1）外伤性轴索损伤（traumatic axonal injury，TAI）或弥漫性轴索损伤（diffuse axonal injury，DAI），是指头部受到瞬间旋转暴

力或弥漫性外力所致的脑内剪切伤，引起神经轴索肿胀、断裂、点片状出血和水肿。其中，DAI 的范围更广泛，常合并其他脑损伤。在影像学上，常以病灶数目进行区分，3 个以上独立存在病灶为 DAI，1～3 个病灶为 TAI。轴索损伤在影像学上可表现为非出血性损伤和出血性损伤。

（2）因 DAI 严重程度不同，临床表现差异明显；轻型 DAI 表现不典型，可出现短暂昏迷；中、重型 DAI 患者，伤后立即陷入持续昏迷状态，一般无中间清醒期，瞳孔不等大或双侧瞳孔散大，四肢肌张力增高，死亡率高。

【影像表现】

1. 好发部位　好发于灰 - 白质交界区、胼胝体压部、基底节、内囊和脑干等部位。

2. CT　弥漫性双侧脑白质水肿、脑肿胀，灰白质界限不清，脑室、脑沟及蛛网膜下腔变窄、消失，一般无中线移位，亦可表现为单发或多发点状至 15mm 以下的小出血灶。

3. MRI　诊断敏感度明显优于 CT，可以发现 CT 难以显示的病灶，T_2-FLAIR 可以显示非出血性损伤，表现为好发部位的点状、小片状高信号。SWI 序列可以显示出血性轴索损伤，表现为好发部位的点状、小片状低信号。

【鉴别诊断】

脑淀粉样血管病：无外伤史，出血灶多位于皮质下。

【重点提醒】

CT 诊断 DAI 不敏感，MRI 敏感性更高，特别是磁敏感加权成像（SWI）。

【影像检查选择策略】

（1）颅脑损伤急性期首选 CT 检查；MRI 对评价亚急性、慢性脑损伤和脑干损伤有帮助。

（2）临床表现严重，但 CT 及常规 MRI 检查阴性的外伤患者，应及时加扫 SWI 序列，明确脑实质内是否有微出血灶，除外弥漫性轴索损伤。

（3）对于蛛网膜下腔出血急性期，CT 较 MRI 敏感，而亚急性期及慢性期则 MRI 优于 CT；对于部分临床明显怀疑外伤性轴索损伤而 CT 检查阴性的患者，可以联合 T_2-FLAIR、SWI 序列来发现病灶。

（梁煜坤　朱亚男　李正军　贾永军）

第五章

颅内感染性疾病

第一节　脑　脓　肿

【典型病例】

患者，男，45 岁，发热伴头痛 1 周（图 5-1）。

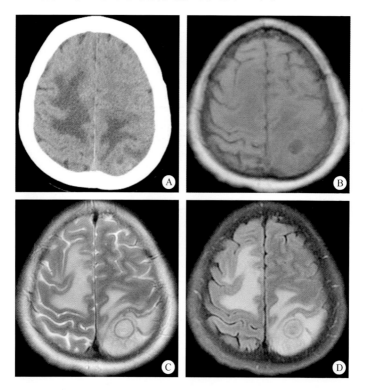

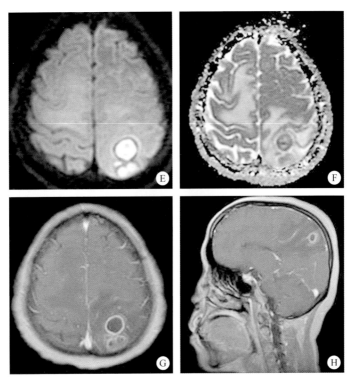

图 5-1　左侧顶叶脑脓肿

CT 平扫示右侧额叶、左侧额顶叶多发低密度影（A）。MRI 示右侧额叶、左侧顶叶异常信号：T_1WI 呈不规则稍低信号及左顶叶类圆形低信号（B）；T_2WI/T_2-FLAIR 呈不规则水肿样高信号及左顶叶类圆形稍高信号（C、D）；DWI（b 值 =1000s/mm^2）示左顶叶类圆形高信号（E）；ADC 图呈不均匀低信号（F）；增强扫描示左顶叶病灶呈环形明显强化（G、H）

【临床概述】

1. 脑脓肿的感染途径多样　最常见为邻近感染向颅内蔓延，以耳源性和鼻源性多见；其次为血源性感染；外伤或手术后直接感染所致脑脓肿约占 10%；隐源性感染也是感染途径之一。

2. 脑脓肿的临床表现　主要包括三类症状：①急性感染症状，如发热、寒战、肌肉酸痛、白细胞计数增高等；②颅内压增高症状，如头痛、呕吐、视盘水肿、意识障碍等；③局灶性症状与脓肿发生部位相关。

【影像表现】

（1）好发部位：邻近感染向颅内蔓延以累及颞叶、额叶多见；血源性感染的脓肿常为多发，多位于灰白质交界区。

（2）脑脓肿分期与 CT、MRI 表现见**表 5-1**。

表 5-1　脑脓肿分期及相应 CT、MRI 表现

分期	病理	CT	T_2WI	DWI	增强
急性脑炎期	脑组织局限性充血、水肿	低密度区	稍高信号，周围片状高信号水肿	稍高信号	无强化或斑片状、斑点状强化
化脓期	病变区组织坏死，形成脓腔	不均匀低密度区，周边为不完整等或稍高密度	不均匀高信号，周边为不完整等或稍低信号，周围片状水肿	稍高信号	不完整、欠规则轻度强化边，外缘模糊
包膜形成期	病变周边形成完整的脓肿壁	脓液为低密度，脓肿壁为等或稍高密度，周围低密度水肿	脓液为高信号，脓肿壁为稍低信号，周围片状水肿	中央显著高信号	完整、光滑、均匀明显强化环

（3）MRS：脓腔内无脑组织代谢物成分（如 NAA 峰、Cr 峰、Cho 峰消失），脓液可出现特征性氨基酸峰，对于脑脓肿诊断有意义，但在使用抗生素或穿刺术后，特征性氨基酸峰可能消失。

【鉴别诊断】

1. 转移瘤　有原发病史，表现为"小瘤大水肿"；瘤壁在 DWI

上呈高信号，内部呈低信号；增强扫描后瘤壁不规则强化，可见强化结节。

2. 高级别胶质瘤 增强扫描表现为不规则、不完整的环形强化，壁厚薄不均，可见壁结节；瘤壁在 DWI 上呈高信号，ADC 图呈低信号。

3. 脑内血肿 亚急性期血肿可表现为环形强化；血肿信号随着时间推移而变化；结合临床表现及短期复查有助于鉴别诊断。

【重点提醒】

应用 MRI 增强检查及 DWI 有助于脑脓肿和脑内环形强化肿瘤的鉴别。脑脓肿脓液黏稠，水分子的弥散受限，DWI 呈高信号，ADC 图呈低信号；肿瘤坏死及囊性肿瘤内水分增多，弥散加快，DWI 呈低信号，ADC 图呈高信号。增强扫描后脓肿壁完整、光滑，肿瘤的强化瘤壁不完整、不规则，可见壁结节。

第二节 病毒性脑炎

一、单纯疱疹病毒性脑炎

【典型病例】

患者，女，35 岁，头痛、发热 2 天，意识障碍 1 天（**图 5-2**）。

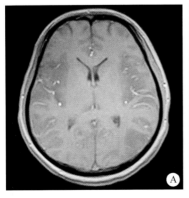
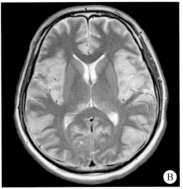

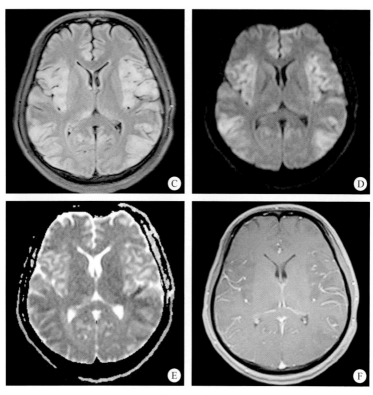

图5-2 单纯疱疹病毒性脑炎

MRI示双侧颞叶、岛叶、枕叶及双侧丘脑病变：T_1WI呈稍低信号（A），T_2WI/T_2-FLAIR呈高信号（B、C），病变与基底节区分界清晰，呈"刀切征"样改变；DWI（b值 = 1000s/mm^2）呈高信号（D）；ADC图呈稍低信号（E）；增强扫描未见强化（F）

【临床概述】

（1）单纯疱疹病毒（HSV）性脑炎是最常见的病毒性脑炎之一（占2%～19%），分为Ⅰ型（口腔毒株）和Ⅱ型（生殖器毒株）。

HSV-Ⅰ型多见于成人和较大儿童感染；HSV-Ⅱ型主要存在于女性阴道，在宫内造成胎儿感染或在分娩时造成新生儿感染。

（2）本病发病急，症状比较重。临床主要表现为高热、头痛、精神异常、意识障碍和癫痫。脑脊液检查，颅内压轻中度升高，白细胞轻中度升高，以淋巴细胞或单核细胞为主，葡萄糖水平正常，氯化物水平正常或轻度降低，蛋白水平增高。

【影像表现】

（1）病变多累及双侧大脑半球，并不完全对称，以颞叶底面、内侧及岛叶最常受累，其次为额叶；灰质受累为主，但病变通常不累及豆状核，病变区与豆状核之间常有清晰界限，凸面向外，如刀切样，为本病最具特征性表现。

（2）CT：早期多正常，之后呈低密度。

（3）MRI：T_1WI 呈低信号，T_2WI 呈高信号，部分病变边缘可见小灶状、线样出血；DWI 呈高信号，ADC 图呈稍低信号；PWI 或 ASL 为高灌注；增强扫描后无强化或边缘斑片状、脑回样轻中度强化。

【鉴别诊断】

1. 脑梗死　两者临床症状不同，脑梗死表现为灰白质均受累，灌注成像呈低灌注，与 HSV 性脑炎不难鉴别。

2. 低级别胶质瘤　两者临床症状不同，胶质瘤占位效应更加明显，以白质受累为著；常为单侧发病；实验室检查及短期复查有助于鉴别诊断。

二、克 – 雅病

【典型病例】

患者，男，53 岁，认知功能障碍进行性加重 6 个月（图 **5-3**）。

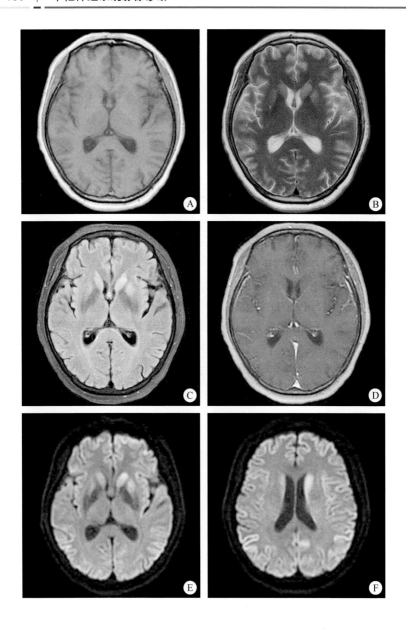

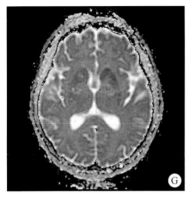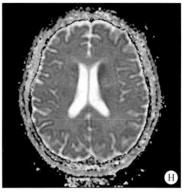

图 5-3　克-雅病

MRI 示双侧大脑半球皮质、双侧尾状核头、双侧壳核病变：T₁WI 呈稍低信号（A）；
T₂WI/T₂-FLAIR 呈高信号（B、C）；增强扫描未见强化（D）；DWI（b 值 =1000s/mm²）
呈高信号（E、F）；ADC 图呈低信号（G、H）

【临床概述】

（1）克-雅病（Creutzfeldt-Jakob disease，CJD）又称皮质-纹状体-脊髓变性，是以正常朊蛋白错误折叠形成致病性羊瘙痒病朊粒蛋白为特征的疾病，分为散发型、遗传型、变异型、医源型，其中散发型 CJD 最常见。

（2）散发型 CJD 好发于 50～65 岁，典型临床症状是快速进行性痴呆，90% 的患者于发病后 1 年内死亡。

（3）脑脊液 14-3-3 蛋白升高是散发型 CJD 具有提示性作用的生物标记。

【影像表现】

1. CT　对病变显示不敏感，病变部位呈等或稍低密度影。

2. MRI

（1）散发型 CJD：好发于岛叶、扣带回、额上回和近中线皮质，T₁WI 呈等或稍低信号，T₂WI/T₂-FLAIR 呈高信号；皮质不肿胀，皮质下白质无异常信号。典型影像表现为飘带征，即大脑半球条带状DWI 高信号，ADC 图呈低信号，纹状体可受累，以前部受累为主。

（2）变异型 CJD：主要累及双侧丘脑背内侧、后部。T_1WI 呈等或稍低信号，T_2WI/T_2-FLAIR 呈高信号。典型影像表现双侧丘脑背内侧（双曲棍球征）、双侧丘脑后部（枕征）对称 DWI 高信号，皮质、纹状体不受累。

【鉴别诊断】

1. 脑梗死　临床症状不同，病变范围与血管分布区一致，皮质与白质同时受累。

2. 缺氧缺血性脑病　具有心搏骤停、溺水、窒息等特殊病史，临床症状不同，以大脑皮质、基底节受累为主，受累皮质除 DWI 高信号外，还会出现肿胀。

3. 乳酸中毒和卒中样发作的线粒体脑肌病（MELAS）　儿童、青少年多见，临床症状不同，以后顶叶和枕叶受累为著。

三、Rasmussen 脑炎

【典型病例】

患儿，男，7 岁，左侧肢体活动障碍 3 月余（图 5-4）。

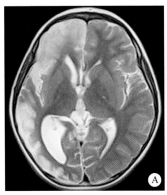
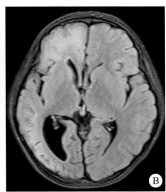

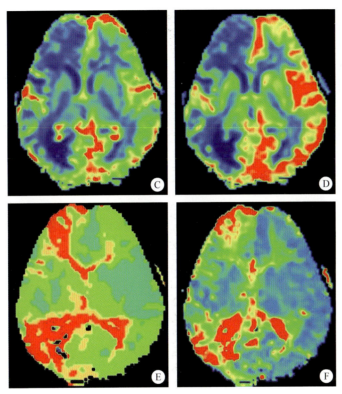

图 5-4 右侧大脑半球 Rasmussen 脑炎

MRI 示右侧大脑半球体积减小，右侧侧脑室扩大，右侧额叶、颞叶、枕叶、岛叶可见片状异常信号：T_2WI/T_2-FLAIR 呈高信号（A、B）；CBF、CBV 右侧大脑半球灌注减低（C、D）；TTP、MTT 右侧大脑半球灌注延迟（E、F）

【临床概述】

1. Rasmussen 脑炎（Rasmussen encephalitis，RE） 是一种多发生于儿童时期的后天获得性慢性进展性脑病，平均发病年龄为 6 岁。

2. 主要临床表现 为难治性癫痫、渐进性偏瘫、认知功能障碍，通常累及一侧大脑半球。抗癫痫治疗差，患侧半球切除术是唯一有效治疗方法。

3. 病因不明　近年研究认为本病是由病毒感染所致，并且与病毒感染后的自身免疫机制有关。

【影像表现】

（1）单侧半球受累，以灰质受累为主，主要累及皮质和皮质下白质及基底节核团，丘脑受累少见。

（2）CT 可显示单侧半球脑萎缩，对于早期病变敏感度低。

（3）MRI 早期表现为皮质及皮质下异常信号，T_1WI 呈低信号，T_2WI 呈高信号，以额叶、岛叶、颞叶受累为著。基底节核团亦可受累，但不单独存在，一般发生于皮质异常改变之后。进展期，大脑半球及基底节核团出现萎缩，灌注减低。

【鉴别诊断】

1. MELAS　好发于青少年，发病年龄稍大于 RE 患者，病变以大脑半球后部受累为著，具有游走性特点，双侧发病。

2. 斯德奇 – 韦伯（Sturge-Weber）综合征　发病年龄通常较小，也可引起受累皮质萎缩及密度或信号改变，但病变区域常有迂曲条状钙化，增强扫描后受累区域脑表面出现弯曲条线状强化，可与 RE 相鉴别。

3. 脑梗死　好发于老年人，病变按血管供血区分布，必要时需结合脑组织活检。

【重点提醒】

RE 多为儿童时期发病，早期影像表现缺乏特异性，随后表现为单侧大脑半球萎缩伴信号异常，具有一定的诊断特异性。发病过程中基底节核团亦可出现萎缩及信号异常，丘脑很少受累，亦为本病特点。

第三节 颅内结核

【典型病例】

患者，男，45岁，肺结核病史2年，头痛半年（图5-5）。

【临床概述】

（1）颅内结核常继发于肺结核或体内其他部位结核，经血性播散所致，常发生于儿童和青少年。

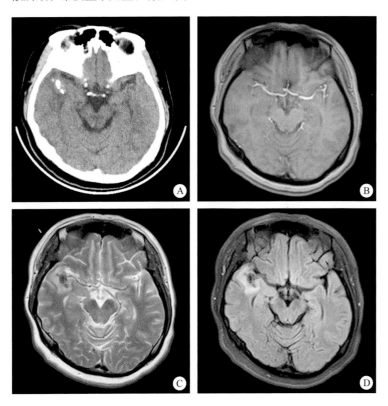

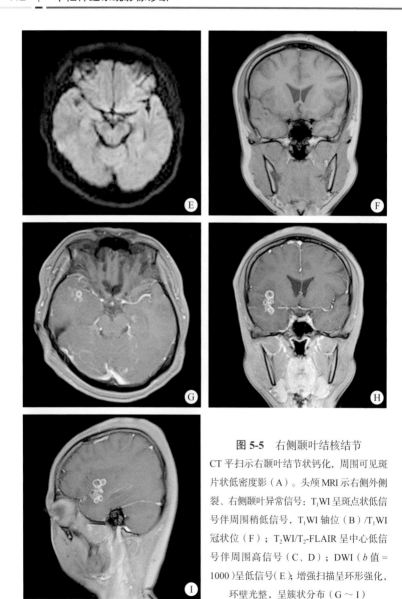

图 5-5　右侧颞叶结核结节

CT 平扫示右侧颞叶结节状钙化，周围可见斑片状低密度影（A）。头颅 MRI 示右侧外侧裂、右侧颞叶异常信号：T_1WI 呈斑点状低信号伴周围稍低信号，T_1WI 轴位（B）/T_1WI 冠状位（F）；T_2WI/T_2-FLAIR 呈中心低信号伴周围高信号（C、D）；DWI（b 值 = 1000）呈低信号（E）；增强扫描呈环形强化，环壁光整，呈簇状分布（G～I）

（2）颅内结核可分为结核性脑膜炎、脑内结核结节/结核球、结核性脑脓肿。

（3）结核性脑膜炎常出现脑膜刺激征、颅内压增高、癫痫等，若累及血管、神经可出现相应部位脑梗死、局灶性神经受损症状；脑内结核结节/结核球多有慢性颅内压增高和局灶性神经受损症状；结核性脑脓肿可有发热、头痛、偏瘫等症状。

【影像表现】

1. 脑内结核结节/结核球

（1）病理特点：为慢性肉芽肿，好发于血供丰富的区域（皮质及皮质下），呈簇状分布，中心为干酪样坏死，周围为炎性渗出及完整纤维包膜。结节直径 0.3 ～ 1.0cm 为结核结节，直径大于 1.0cm 为结核球。

（2）CT 上呈等或稍低密度，内部或边缘可见钙化，为结核特征性表现。

（3）MRI 表现：T_1WI 呈稍低信号，$T_2WI/T_2\text{-FLAIR}$ 呈高信号；干酪样坏死物 T_1WI 呈稍高信号，$T_2WI/T_2\text{-FLAIR}$ 呈低信号，具有特征性；病变有完整包膜，周围伴有轻度水肿。增强扫描后呈环形明显强化。

2. 结核性脑膜炎

（1）病理特点：蛛网膜下腔大量炎性渗出物 + 脑膜表面小结核结节。

（2）渗出物：蛛网膜下腔受累，以脑底部脑池、外侧裂池受累为著。CT 上呈等或稍高密度。MRI 上 T_1WI 呈稍低信号，$T_2WI/T_2\text{-FLAIR}$ 呈高信号。增强扫描后，脑表面可见脑沟样明显强化。

（3）结核结节：受累脑膜表面出现结核结节，呈簇状分布，影像表现同脑内结核结节。

（4）并发症：脑积水、脑梗死或脑缺血（大脑中动脉 M1 段受累多见）。

3. 结核性脑脓肿　CT 和 MRI 表现与化脓性脑脓肿相仿，两者从影像学上鉴别困难。

【鉴别诊断】

1. 脑内结核结节 / 结核球须与脑转移瘤、脑脓肿相鉴别（表 5-2）

表 5-2　脑内结核结节 / 结核球与脑转移瘤、脑脓肿的鉴别诊断

病种	病史	好发年龄	分布特点	影像特点
脑内结核结节 / 结核球	肺结核或其他部位结核	儿童、青少年	皮质及皮质下，簇状分布	病灶内可发生钙化，干酪样坏死物 T_2WI 呈低信号，水肿轻
脑转移瘤	原发肿瘤	老年人	皮质及皮质下，无簇状分布特点	瘤内坏死物 T_2WI 呈高信号，周围水肿明显
脑脓肿	发热	无特殊	单发或多发	脓肿腔内弥散受限

2. 结核性脑膜炎须与脑膜转移癌相鉴别（表 5-3）

表 5-3　结核性脑膜炎与脑膜转移癌的鉴别诊断

病种	病史	好发年龄	发病部位	分布特点	其他征象
结核性脑膜炎	肺结核或其他部位结核	儿童、青少年	基底池、外侧裂脑膜	簇状分布	脑积水、脑梗死
脑膜转移癌	原发肿瘤	发病年龄较大	大脑凸面、小脑背面脑膜	散在分布	多无

【重点提醒】

颅内结核一般继发于肺结核或其他部位结核，原发颅内结核少见。脑内结核结节 / 结核球内干酪样坏死物在 T_2WI 呈低信号，具有特征性，后期病变内部出现钙化，也是本病特点之一。结核性脑膜炎主要累及基底池、外侧裂脑膜，可合并脑梗死，为其影像特点。结核性脑脓肿缺乏特异性，与化脓性脑脓肿鉴别困难。

第四节 颅内寄生虫感染

一、脑囊虫病

【典型病例】

病例一 患者，女，64 岁，反复癫痫发作 2 年（图 5-6）。

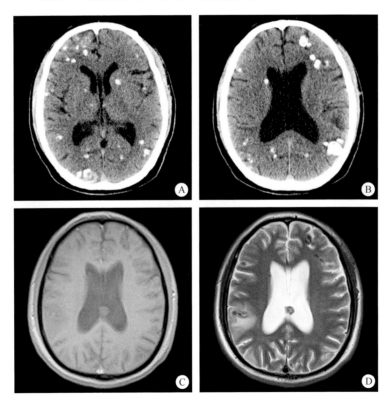

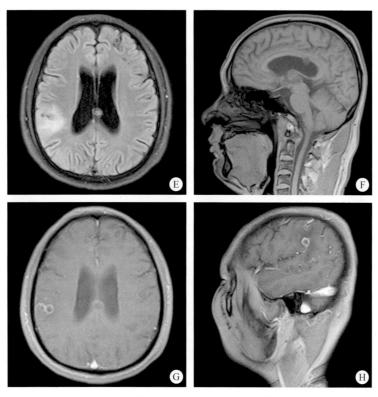

图 5-6 脑实质型囊虫病（胶状期、钙化期）

CT 示双侧灰白质交界处多发结节状高密度钙化（A、B）。MRI 示脑实质内多发异常信号：T_1WI 呈多发等或稍低信号结节（C）；在 T_2WI/T_2-FLAIR 上结节呈低信号或中心稍高信号伴周围低信号（D、E）；矢状位 T_1WI 示胖胝体体部类圆形低信号结节（F）；MRI 增强扫描结节无强化或呈环形强化（G、H）

病例二 患者，男，56 岁，头痛 6 个月（图 5-7）。

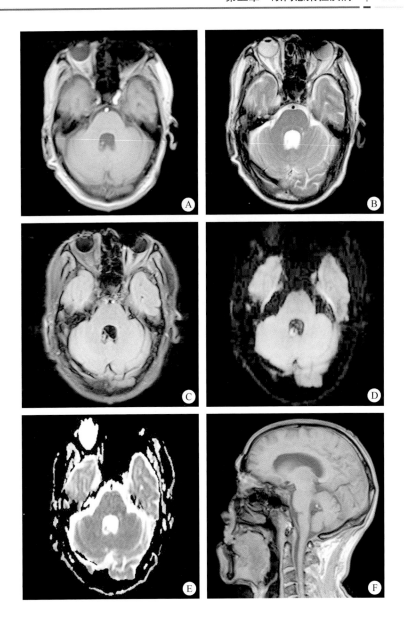

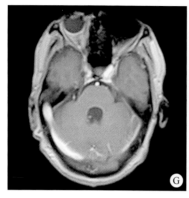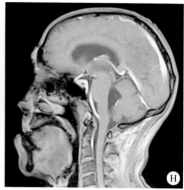

图 5-7 第四脑室内囊虫病

MRI 轴位 T_1WI 示第四脑室扩大，右缘可见结节状稍高信号（A）；T_2WI 示第四脑室内不规则囊性高信号，边缘呈结节状等信号（B）；T_2-FLAIR 示囊性部分呈低信号，边缘结节呈稍高信号（C）；DWI（b 值 =1000s/mm^2）示结节呈稍高信号（D）；ADC图结节呈等信号（E）；矢状位 T_1WI 示第四脑室内囊状低信号，其内可见结节状稍高信号（F）；增强扫描结节、囊壁及囊腔未见明确强化（G、H）

【临床概述】

（1）脑囊虫病是最常见的脑寄生虫病之一，是猪肉绦虫幼虫寄生于脑部所致。

（2）脑囊虫病一般起病缓慢，癫痫发作是其最常见的症状，其他症状有头痛、局灶性神经功能障碍及精神障碍等。由于脑实质内脑囊虫病具有自限倾向，部分患者可能没有明显症状。

【影像表现】

（1）按照囊尾蚴存在部位，分为脑室型、软脑膜型、脑实质型、混合型。

（2）脑实质型：囊尾蚴在脑实质内的成长、演变可分为 4 个阶段，即泡状期、胶状期、结节肉芽肿期、钙化期（表 5-4）。

表 5-4　脑实质型脑囊虫病的分期及相应影像特点

	病理特点	CT、MRI 表现	头节	增强	水肿
泡状期	囊虫处于活动期，囊液清澈，形态规则，头节存在	囊液 CT 呈低密度，T_1WI 呈低信号，T_2WI 呈高信号，可见附壁结节	可见头节	一般无强化	无水肿或轻度水肿
胶状期	虫体死亡，头节消失，囊液浑浊，囊壁皱缩增厚，周围发生炎性改变	囊液密度或信号混杂，变形，囊壁增厚	无头节	环形强化	水肿及占位效应明显
结节肉芽肿期	囊虫进一步收缩呈结节状	结节在 CT 上呈稍低密度，T_1WI 呈低信号，T_2WI 呈高信号	无头节	结节状强化	仍有水肿
钙化期	钙盐沉积	CT 上呈高密度	无头节	无强化	一般无水肿

（3）脑室型及软脑膜型（表 5-5）

表 5-5　脑室型、软脑膜型脑囊虫病的影像特点

	好发部位	数量	头节	增强	附属征象
脑室型	第四脑室	单发，较大	可见	多无强化	脑室形态异常、脉络丛受推压、梗阻性积水
脑膜型	外侧裂、鞍上池	多发，葡萄串状	不易见	囊壁或脑膜轻度强化	蛛网膜下腔扩大、变形，交通性脑积水

【鉴别诊断】

1. 囊性转移瘤　具有原发肿瘤病史，无脑囊虫病的病理演化过程，无头节。

2. 脑脓肿　具有发热病史，血及脑脊液检查白细胞明显增多，脑脊液蛋白浓度增高，病变内部弥散受限为其特征性表现。

【重点提醒】

脑囊虫病活动期表现为规则的囊性病变伴附壁结节，具有特征性；此外钙化期表现为脑内多发结节状钙化灶，也较容易鉴别，而虫体蜕变死亡过程的胶状期、结节肉芽肿期缺乏特异性，需要结合临床病史、实验室检查及病变的演变过程进行鉴别。

二、脑弓形虫病

【典型病例】

患者，男，50 岁，人类免疫缺陷病毒（HIV）感染者，头晕、头痛、记忆力减退 1 月余，肢体活动障碍 10 天（图 5-8）。

【临床概述】

（1）脑弓形虫病是由刚地弓形虫感染引起的慢性寄生虫病，为人畜共患病，在宿主免疫功能低下时会导致机会性感染。

（2）感染途径分为先天性感染（通过胎盘感染胎儿）、后天获得性感染（食入被弓形虫污染的食物和水，也可通过破损的皮肤黏膜、输血、器官移植等方式传播）。

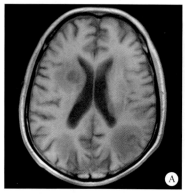
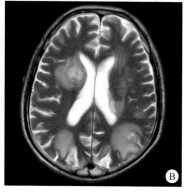

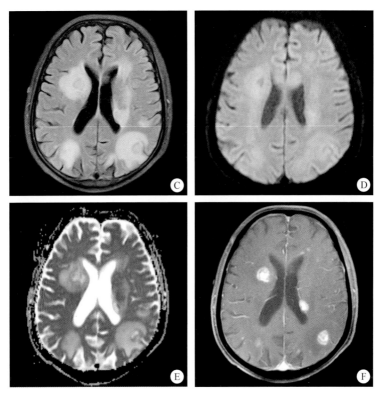

图 5-8 脑弓形虫病

MRI 示双侧侧脑室旁、双侧顶叶多发病变：T₁WI 呈类圆形等、低混杂信号，伴周围片状稍低信号（A）；T₂WI/T₂-FLAIR 呈类圆形不均匀高信号，边缘呈环形等信号，周围呈片状高信号（B、C）；DWI（b 值 =1000s/mm²）呈不均匀斑片状稍高信号（D）；ADC 图呈环形稍低信号，周围呈片状高信号（E）；增强 T₁WI 呈类圆形不均匀明显强化（F）

【影像表现】

（1）病变主要发生于基底节、深部白质及导水管周围区域。

（2）CT 表现

1）病变区呈片状低密度，边界欠清，周围可见水肿，增强扫描后可见环形强化。

2）病变内点状、片状钙化灶为特征性表现，多见于侧脑室旁、基底节区。

3）可合并梗阻性积水。

4）先天性感染常合并大脑发育不全或神经系统畸形。

（3）MRI 表现

1）颅内多发异常信号，在 T_1WI 上病变多为中等偏低信号，边缘呈稍高信号，T_2WI 呈高信号，边缘呈环形低信号。

2）增强扫描后呈结节状、环形强化。

3）可有占位效应，可伴脑积水。

【鉴别诊断】

1. 转移瘤　有原发肿瘤病史，好发于皮髓交界区，病变内出现钙化灶少见。

2. 脑脓肿　有发热病史，病变内脓液弥散受限，病灶内一般无钙化。

3. 脱髓鞘病变　病变强化多为开环形，病变占位效应轻，周围无水肿或轻度水肿，无钙化。

【重点提醒】

脑弓形虫病常发生于免疫功能低下者或新生儿，病变以基底节、深部白质分布为著，病变内出现片状、结节状钙化为其特征性表现，增强扫描后多呈环形强化。先天性弓形虫感染常有大脑发育不全或神经系统畸形。

第五节　颅内隐球菌感染

【典型病例】

病例一　患者，女，43 岁，头晕、头痛伴共济失调20天（图5-9）。

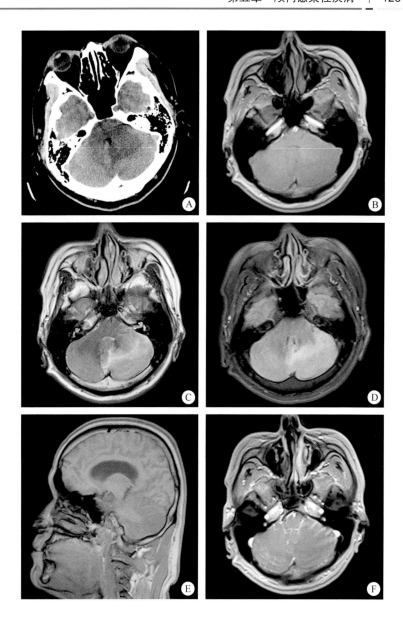

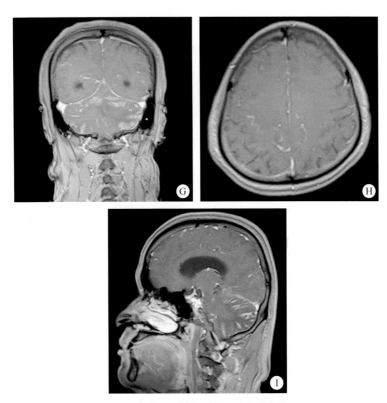

图 5-9　小脑、双侧额顶部隐球菌性脑膜炎

CT 示左侧小脑半球斑片状低密度影（A）。MRI 示左侧小脑半球异常信号：轴位 T_1WI
呈等、稍低信号（B）；轴位 T_2WI（C）/ 轴位 T_2-FLAIR（D）呈高信号；矢状位 T_1WI
呈等、稍低信号（E）；增强扫描病灶未见明显强化，双侧小脑半球、双侧额顶叶脑表
面呈脑沟样明显强化（F ～ I）

　　病例二　患者，女，56 岁，头晕、头痛 1 月余（**图 5-10**）。

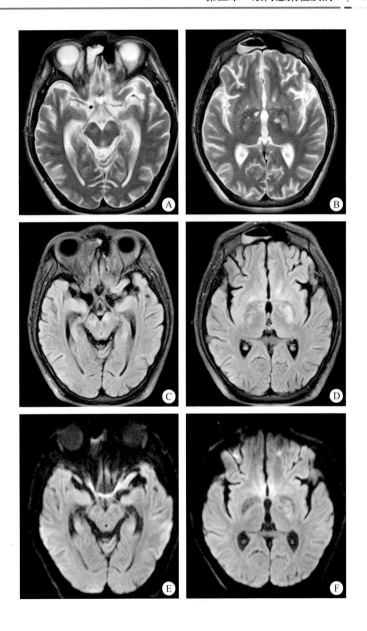

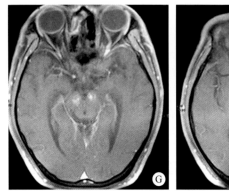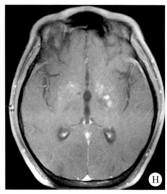

图 5-10　脑实质隐球菌感染

MRI 示中脑双侧大脑脚、双侧基底节区多发病变：T_2WI 呈高信号（A、B）；T_2-FLAIR 呈高信号或中心低信号；周围呈高信号（C、D）；DWI（b 值 =1000s/mm^2）呈稍高信号（E、F）；增强扫描呈斑片状、结节状强化（G、H）

【临床概述】

隐球菌感染是最为常见的中枢神经系统真菌性感染，多见于免疫功能受损患者，如获得性免疫缺陷综合征（AIDS）患者、器官移植接受者，以及恶性肿瘤、糖尿病、慢性呼吸系统疾病患者。脑脊液墨汁染色发现隐球菌可确诊本病，但该方法敏感度不高。血液或脑脊液乳胶凝集试验检测到隐球菌多糖荚膜抗原，是一项敏感度较高的方法。

【影像表现】

颅内隐球菌感染的主要影像征象：血管周围间隙扩大、胶状假性囊肿、脑膜强化、肉芽肿、脑积水及血管炎等。基底节和脑膜为最常见的受累部位。

1. 血管周围间隙扩大　脑实质内点状、类圆形、条状病变，在 CT 上为低密度；在 MRI 上，T_1WI 呈低信号，T_2WI 呈高信号，增强扫描后无强化，直径多 ≤ 3mm。血管周围间隙扩大提示大量隐球菌酵母细胞聚集于血管周围间隙，阻碍脑脊液流动。

2. 胶状假性囊肿　由扩大血管周围间隙融合而成，直径＞5mm，可聚集成簇状，呈皂泡状，具有特征性。CT 上呈低密度，T_1WI 呈低信号，T_2WI 呈中心高信号，周围呈低信号环，部分可有弥散受限，多无强化。

3. 脑膜强化　常见于大脑基底部、小脑幕、大脑表面。主要累及蛛网膜、软脑膜，呈线状强化。免疫正常患者较免疫缺陷患者更易出现。

4. 隐球菌肉芽肿（隐球菌瘤）　病变主要分布于基底节及侧脑室旁，为慢性肉芽肿反应。在 CT 上为稍低密度，T_1WI 呈等、稍低信号，T_2WI 呈高信号，周围可见水肿；增强扫描后可见明显结节状、环形、串珠样强化。免疫正常患者更易出现此征象。

5. 脑积水　脑膜粘连渗出、血管充血、脑脊液循环障碍，导致交通性脑积水。

【鉴别诊断】

（1）隐球菌脑膜炎须与结核性脑膜炎相鉴别，隐球菌感染也常累及基底池，但强化程度常不如结核感染明显，且常合并基底节区、脑室旁病变及血管周围间隙扩大。

（2）隐球菌肉芽肿须与脑脓肿（病变内部弥散受限，环形强化、壁完整、光滑）、转移瘤（多发，皮髓交界区多见，小病灶、大水肿）、胶质瘤（不规则强化、壁厚薄不均、内部囊变、出血、坏死，信号混杂）相互鉴别。

第六节　神经梅毒

【典型病例】

患者，男，56 岁，头痛、头晕 15 天（图 5-11）。

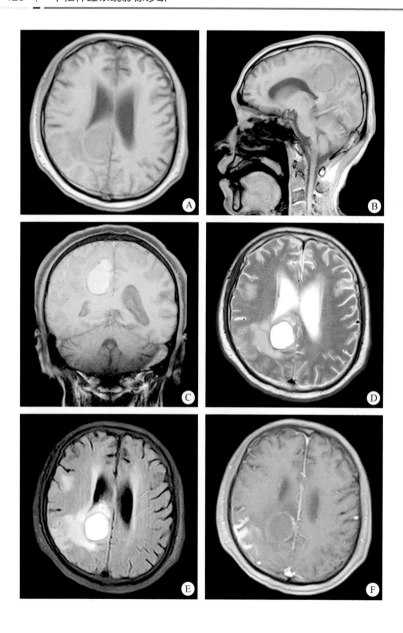

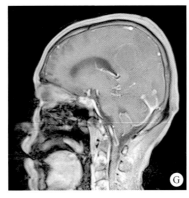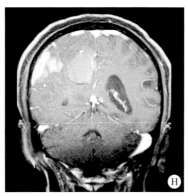

图 5-11 神经梅毒（右侧顶叶树胶肿、脑膜梅毒）

MRI 轴位、矢状位、冠状位 T_1WI 示右侧顶叶类圆形等、稍高信号，可见低信号环包绕（A～C）；轴位 T_2WI/T_2-FLAIR 示右顶病灶呈高信号，可见低信号环包绕，周围可见不规则高信号（D、E）；增强扫描右顶叶类圆形病灶边缘呈弧线样强化，右侧额顶叶脑表面呈结节状、脑沟样强化（F～H）

【临床概述】

（1）神经梅毒是由梅毒螺旋体感染导致的中枢神经系统感染性疾病，通常经性接触传播。

（2）临床上将梅毒分为三期，即一期梅毒、二期梅毒、三期梅毒，神经梅毒可发生于任何时期。病理学上，神经梅毒主要分为脑实质型梅毒、脑膜或脊膜梅毒、脑膜血管梅毒，其中脑膜血管梅毒在我国最多见。

（3）临床表现：①脑实质型梅毒患者主要表现为认知障碍、癫痫发作；②脑膜或脊膜梅毒患者主要表现为头痛、发热、视力下降、精神紊乱；③脑膜血管梅毒患者主要表现为局灶性缺血。

（4）快速血浆反应素试验和梅毒螺旋体血凝试验是临床常用的梅毒诊断试验。

【影像表现】

1. 脑实质型梅毒

（1）CT：早期，病变呈低密度；晚期出现皮质弥漫性萎缩。

（2）MRI：早期，病变 T_1WI 呈稍低信号，T_2WI 呈高信号，增强扫描后可见轻度强化，颞叶内侧受累最多见；晚期出现皮质萎缩，以大脑半球前部较为明显。

2. 脑膜梅毒

（1）CT：一般以脑底部脑膜病变较为严重，常累及上颈段脊膜和脑神经，增强扫描后可见脑膜线状强化。

（2）MRI：在 T_2WI、T_2-FLAIR 上脑膜呈线状高信号，增强扫描后呈线状强化，邻近脑组织肿胀，可合并梗阻性脑积水。

3. 梅毒性血管炎　易侵犯大脑中动脉的近段分支。侵犯血管内皮细胞，可导致血管壁损伤，血管塌陷、闭塞。

（1）CT、MRI：主要为受累血管供血区的脑梗死表现。

（2）MRA：病变动脉不规则显影，血管狭窄、闭塞。

4. 梅毒树胶肿

（1）CT：病变呈块状、结节状低密度影，周围可见水肿；增强扫描后，部分病变可见结节状、环形轻度至明显强化。

（2）MRI：病变在 T_1WI 呈低信号，T_2WI 呈高信号，或 T_1WI、T_2WI 均呈混杂信号，周围水肿较大，有占位效应，邻近脑膜可见增厚、线样轻度至明显强化。

【鉴别诊断】

（1）脑实质型梅毒早期须与单纯疱疹病毒性脑炎相鉴别，两者均易累及内侧颞叶；单纯疱疹病毒性脑炎起病急，病情较重，并且内侧颞叶病变与豆状核外缘界限清晰，如刀切样，具有特异性。晚期与老年性脑萎缩相鉴别，神经梅毒脑萎缩患者发病年龄较轻，以双侧颞叶萎缩为著。

（2）脑膜梅毒须与结核性脑膜炎相鉴别，脑膜梅毒脑膜强化程度低于结核性脑膜炎，且结核性脑膜炎脑膜周围可见结核结节。

（3）梅毒树胶肿须与结核球相鉴别。梅毒树胶肿多起源于脑膜，病变边缘与脑膜常以钝角相交，邻近脑膜可增厚、强化。结核球则多位于脑实质内。两者影像表现相似，需结合临床、实验室检查加以鉴别。

第七节 与免疫缺陷有关的脑炎

一、艾滋病相关性弓形虫脑病

【典型病例】

患者，男，55岁，HIV抗体阳性患者，免疫功能低下，头痛，发热，1个月内反复出现癫痫发作（图5-12）。

【临床概述】

（1）弓形虫脑病是由弓形虫感染引起的人兽共患病，是艾滋病患者中枢神经系统常见的并发症之一（发病率为 10% ～ 30%），也是导致艾滋病患者死亡的常见原因。

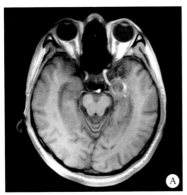
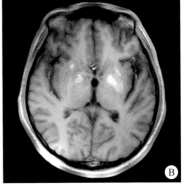

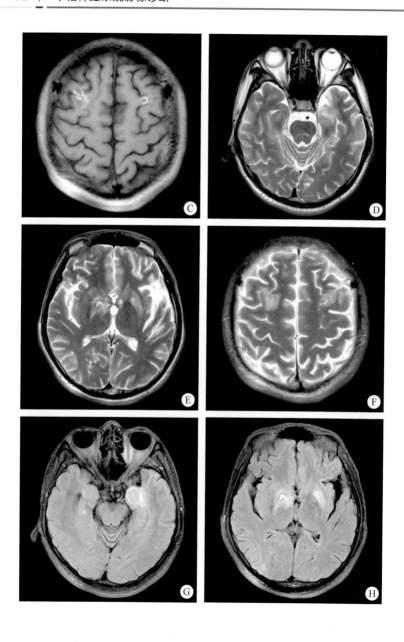

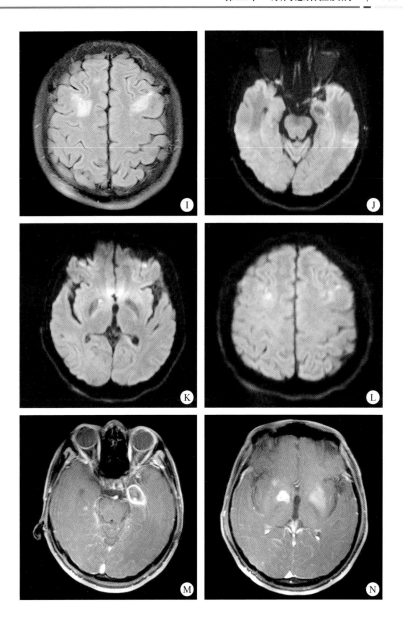

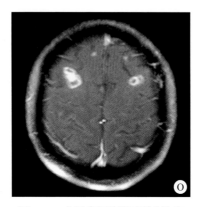

图 5-12　艾滋病相关性弓形虫脑病

MRI 示双侧颞叶、基底节、额叶皮质下多发病变：T_1WI 呈边缘高信号、中心低信号（A～C）；T_2WI/T_2-FLAIR 呈高信号（D～I）；DWI（b 值 =1000s/mm²）示左颞叶病灶边缘呈高信号，中心呈低信号，双侧额叶皮质下及右颞叶病灶呈高信号（J～L）；增强扫描脑内多发病灶呈环形强化，左颞叶病灶后壁可见点状突起，呈"偏心靶征"（M～O）

（2）艾滋病相关性弓形虫脑病临床表现无特异性，若出现脑弥漫性损害体征，可在几天或几周内死亡；脑干和脊髓局灶性神经功能受损时可出现偏瘫、癫痫发作、视力障碍、神志不清、意识错乱等神经精神症状。

【影像表现】

病变好发于基底节区和皮髓质交界区，可累及小脑、脑干、脑室和后颅凹。根据发生部位分为脑室型、脑实质型和混合型，病变常为多发，偶有单发，病灶直径为 0.4～3.0cm。

1. CT　平扫呈多发低密度或等密度病灶，部分病变可融合成片状；增强扫描，呈多发环状、环靶状、螺旋状或结节状强化，以环形强化多见，强化环一般薄而光滑，较大病灶多为不规则厚壁强化；

病灶周围可见水肿，可有占位效应；若发生在脑室内即为脑室型，由于脑脊液与病变密度的差别，呈边缘清晰的稍高密度肿块。

2. MRI　病灶检出敏感度高于 CT，表现为多发或单发病变，T_1WI 呈等或稍低信号，T_2WI 呈稍高信号，DWI 呈稍高信号；增强扫描呈结节状、环状、环靶状或肿块状不均匀明显强化，部分病灶可见"偏心靶征"或"同心靶征"是其较为特征性的表现。

【鉴别诊断】

1. 脑转移瘤　有原发肿瘤病史，好发于皮髓质交界区，周围水肿明显。

2. 结核球　可单发或多发，易出现钙化、干酪样坏死；结核球在 T_2WI 上常呈低信号，增强为多发厚壁环形强化或结节状强化；可合并结核性脑膜脑炎，患者多伴有脑外结核病史，实验室检查可以提供诊断依据。

二、HIV 相关性巨细胞病毒性脑炎

【典型病例】

患者，男，33 岁，HIV 抗体阳性，认知功能障碍、谵妄（**图 5-13**）。

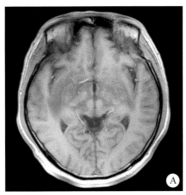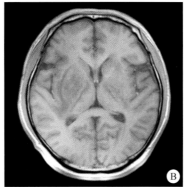

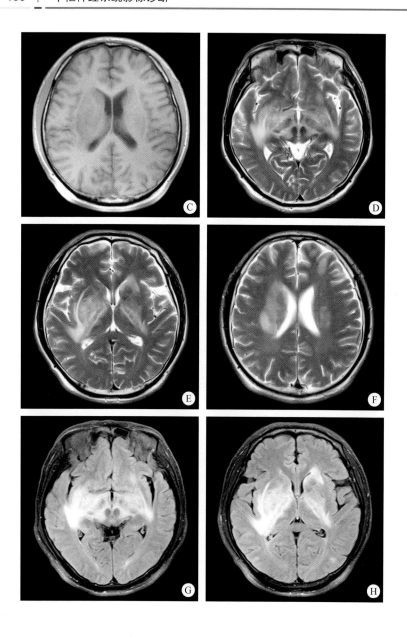

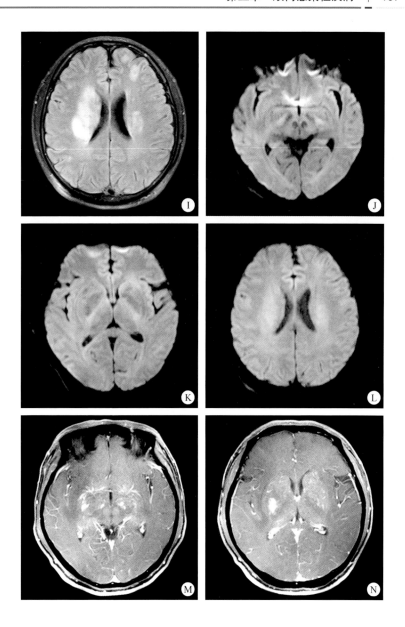

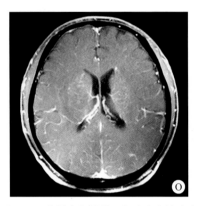

图 5-13 艾滋病相关性巨细胞病毒性脑炎

MRI 示双侧基底节、侧脑室旁、脑干、左侧额叶病灶：T_1WI 呈低信号（A～C）；T_2WI（D～F）及 T_2-FLAIR（G～I）呈高信号；DWI（b 值 =1000s/mm²）呈稍高信号（J～L）；增强扫描呈斑点状及结节状明显强化（M～O）

【临床概述】

巨细胞病毒（cytomegalovirus，CMV）感染是艾滋病患者最常见的机会性病毒感染，可累及全身多个器官系统，以 CMV 视网膜炎最常见。CMV 性脑炎的临床表现取决于病灶所累及的部位。在以小神经胶质结节或局灶性实质性坏死为特征的 CMV 性脑炎患者中，最突出的临床表现为痴呆，常表现为嗜睡、精神错乱，且病程较 HIV 相关性痴呆进展更快；CMV 性脑炎可同时伴有脑室炎，表现为脑神经麻痹或眼球震颤等局灶性神经体征。CMV 性脑炎未经治疗者预后极差，常在诊断后数周内死亡。

【影像表现】

1. CT 脑萎缩是最常见的表现；有时可见脑白质低密度病灶，主要累及基底节区，也可位于脑室旁、脑桥和延髓，边界不清；

增强扫描，呈环形或结节状强化，脑室周围和室管膜下可见线状强化。

2. MRI　表现为脑萎缩；脑室周围白质内可见斑片状异常信号，T_1WI 呈低信号，T_2WI 呈稍高信号，DWI 呈稍高信号，ADC 图呈稍低信号；增强扫描，室管膜下呈线样明显强化，白质内病变无异常强化，具有较高的诊断价值。

【鉴别诊断】

1. HIV 相关性脑炎　脑室周围斑片状异常信号，多伴发脑萎缩，增强扫描后无强化。

2. 急性播散性脑脊髓炎　常有疫苗接种史，脑室周围多发脱髓鞘病变，增强扫描后可有斑片状强化。

三、进行性多灶性白质脑病

【典型病例】

患者，男，70 岁，HIV 抗体阳性患者（图 5-14）。

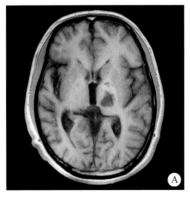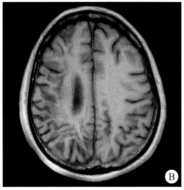

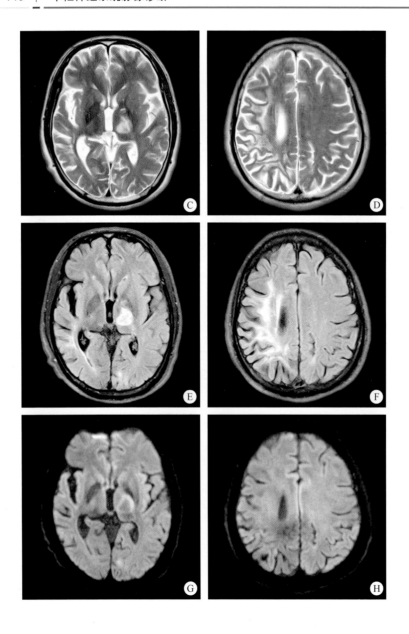

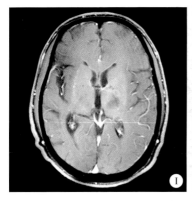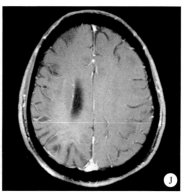

图 5-14　进行性多灶性白质脑病

MRI 示左侧丘脑、左枕叶、右侧额顶叶皮质下多发异常信号：T_1WI 呈低信号，且右侧
大脑半球表面脑沟增宽（A、B）；T_2WI/T_2-FLAIR 呈高信号（C～F）；DWI（b 值 =
$1000s/mm^2$）示左侧丘脑病灶边缘呈高信号，中心呈低信号，左侧枕叶可见点状高信
号（G、H）；增强扫描病变无强化（I、J）

【临床概述】

（1）进行性多灶性白质脑病（progressive multifocal leukoencephalo-
pathy，PML）是机体免疫功能低下时，中枢神经系统出现的亚急性
脱髓鞘疾病。艾滋病患者的脑星形细胞和少突胶质细胞受乳多空病
毒感染是 PML 的病因。

（2）HIV 相关性 PML 的临床表现多样，早期出现特征性神经功
能障碍、进行性精神衰退、性格改变和智力退化的表现。根据脱髓
鞘的范围不同，可出现同侧视野障碍、偏瘫、半侧感觉障碍、失语
和失用症等。晚期出现意识障碍，甚至昏迷。整个病程中，患者很
少出现发热及头痛。

【影像表现】

（1）病变常多发，主要位于血流最丰富的大脑皮质下白质，其
分布范围与脑血管分布区不一致；顶枕叶受累最常见，其次是颞叶

和额叶；先累及两侧半卵圆中心皮质下区的白质，继而脑室周围白质甚至深部灰质核团受累；大脑半球较小脑易于受累；幕下病变主要位于小脑脚，呈单侧或双侧发病，也可蔓延至中脑和延髓。

（2）CT：平扫可见双侧脑室周围和皮质下白质内多发低密度灶，边界不清，部分病灶可融合；增强扫描，多无强化，极少数可出现斑点状或环形强化；病程晚期表现为脑室扩大、脑沟裂增宽、脑回变窄等脑萎缩改变。

（3）MRI：病灶在 T_1WI 呈稍低信号，T_2WI 和 T_2-FLAIR 呈稍高信号；T_2WI 上也可出现中央低信号，周围呈高信号的环状表现；无占位效应，病灶周围水肿无或较轻；增强扫描无强化。

【鉴别诊断】

多发性硬化：是以白质为主的炎症性脱髓鞘疾病，好发于双侧侧脑室周围半卵圆中心、胼胝体、脑干等部位。典型影像表现为脑室旁白质椭圆形病灶呈垂直于脑室分布，即直角脱髓鞘征。急性期呈开环状或结节状增强，稳定期病灶无明显异常强化。

（屈洪颖　高　艳）

第六章

颅 内 肿 瘤

第一节 概 述

2021 年第 5 版《世界卫生组织中枢神经系统肿瘤分类》（WHO CNS5）是该领域的一个重要更新，此次更新以 2016 年版为基础，纳入了中枢神经系统肿瘤分类分子和实用方法信息联盟（cIMPACT-NOW）的成果。WHO CNS5 肿瘤分类标准具体详见**表 6-1**。

WHO CNS5 强调有临床病理学意义的分子改变，相比于之前的版本，其更加细致和全面。WHO CNS5 强调了更统一的肿瘤分类和分级方法，并支持使用阿拉伯数字进行分级。WHO CNS5 中，肿瘤分级模式的转变已扩展到众多中枢神经系统肿瘤类别。

WHO CNS5 采用了一种新的方法来区分胶质瘤、胶质神经元肿瘤、神经元肿瘤，同时增加了 14 种新的肿瘤类型。WHO CNS5 根据其潜在的分子差异将弥漫性胶质瘤分为成人型和儿童型；胶质母细胞瘤是成人型肿瘤，为 IDH 野生型；儿童弥漫性胶质瘤现分为两大类：儿童弥漫性低级别胶质瘤和儿童弥漫性高级别胶质瘤。儿童弥漫性胶质瘤家族和胚胎肿瘤范畴内，一些新的肿瘤类型和亚型已经得到介绍。室管膜瘤则根据组织病理学和分子特征及解剖位置进行分类。

此外，WHO CNS5 还强调了综合诊断和分层报告的重要性。这些更新旨在更准确地反映中枢神经系统肿瘤的临床和生物学特征，为肿瘤的诊断、治疗和预后提供更可靠的依据。

表 6-1 2021 年 WHO CNS5

胶质瘤、胶质神经元肿瘤和神经元肿瘤

成人弥漫性胶质瘤

星形细胞瘤，*IDH* 突变型

少突胶质细胞瘤，*IDH* 突变伴 1p/19q 联合缺失

胶质母细胞瘤，*IDH* 野生型

儿童弥漫性低级别胶质瘤

弥漫性星形细胞瘤，伴 *MYB* 或 *MYBL1* 改变

血管中心型胶质瘤

青少年多形性低级别神经上皮肿瘤

弥漫性低级别胶质瘤，伴 MAPK 信号通路改变

儿童弥漫性高级别胶质瘤

弥漫性中线胶质瘤，伴 *H3 K27* 改变

弥漫性半球胶质瘤，*H3 G34* 突变型

弥漫性儿童型高级别胶质瘤，*H3* 及 *IDH* 野生型

婴儿型半球胶质瘤

局限性星形细胞胶质瘤

毛细胞型星形细胞瘤

毛细胞样高级别星形细胞瘤

多形性黄色星形细胞瘤

室管膜下巨细胞星形细胞瘤

脊索样胶质瘤

星形母细胞瘤，伴 *MN1* 改变

胶质神经元和神经元肿瘤

节细胞胶质瘤

婴儿促纤维增生型节细胞胶质瘤 / 婴儿促纤维增生型星形细胞瘤

胚胎发育不良型神经上皮肿瘤

具有少突胶质细胞瘤样特征和簇状核的弥漫性胶质神经元肿瘤

乳头状胶质神经元肿瘤

续表

　　　　形成菊形团的胶质神经元肿瘤

　　　　黏液样胶质神经元肿瘤

　　　　弥漫性软脑膜胶质神经元肿瘤

　　　　节细胞瘤

　　　　多结节及空泡状神经元肿瘤

　　　　小脑发育不良性节细胞瘤（Lhermitte-Duclos 病）

　　　　中枢神经细胞瘤

　　　　脑室外神经细胞瘤

　　　　小脑脂肪神经细胞瘤

　　室管膜肿瘤

　　　　幕上室管膜瘤

　　　　幕上室管膜瘤，*ZFTA* 融合阳性

　　　　幕上室管膜瘤，*YAP1* 融合阳性

　　　　颅后窝室管膜瘤

　　　　颅后窝室管膜瘤，PFA 组

　　　　颅后窝室管膜瘤，PFB 组

　　　　脊髓室管膜瘤

　　　　脊髓室管膜瘤，伴 *MYCN* 扩增

　　　　黏液乳头型室管膜瘤

　　　　室管膜下瘤

脉络丛肿瘤

　　脉络丛乳头状瘤

　　不典型性脉络丛乳头状瘤

　　脉络丛癌

胚胎性肿瘤

　　髓母细胞瘤

　　　　髓母细胞瘤分子分型

　　　　　　髓母细胞瘤，WNT 活化型

髓母细胞瘤，SHH 活化 /*TP53* 野生型

髓母细胞瘤，SHH 活化 /*TP53* 突变型

髓母细胞瘤，非 WNT/ 非 SHH 活化型

髓母细胞瘤组织学分型

其他类型的中枢神经系统胚胎性肿瘤

非典型畸胎样 / 横纹肌样肿瘤

筛状神经上皮肿瘤

伴多层菊形团的胚胎性肿瘤

CNS 神经母细胞瘤，*FOX R2* 激活型

伴 *BCOR* 内部串联重复的 CNS 肿瘤

CNS 胚胎性肿瘤

松果体肿瘤

松果体细胞瘤

中分化松果体实体瘤

松果体母细胞瘤

松果体区乳头状肿瘤

松果体区促纤维增生型黏液样肿瘤，*SMARCB1* 突变型

脑神经和椎旁神经肿瘤

神经鞘瘤

神经纤维瘤

神经束膜瘤

混合型神经鞘瘤

恶性黑色素性神经鞘瘤

恶性外周神经鞘瘤

副神经节瘤

脑（脊）膜瘤

脑（脊）膜瘤

续表

间叶性非脑膜上皮来源的肿瘤

　软组织肿瘤

　　成纤维细胞 / 肌纤维细胞肿瘤

　　　孤立性纤维性肿瘤

　血管来源的肿瘤

　　血管瘤和血管畸形

　　血管母细胞瘤

　横纹肌来源的肿瘤

　　横纹肌肉瘤

　尚未明确的分类

　　颅内间叶性肿瘤，*FET-CREB* 融合阳性

　　伴 *CIC* 重排的肉瘤

　　颅内原发性肉瘤，*DICER1* 突变型

　　尤因肉瘤

　软骨及骨肿瘤

　　成软骨性肿瘤

　　　间叶性软骨肉瘤

　　　软骨肉瘤

　　脊索肿瘤

　　　脊索瘤（包含差分化型脊索瘤）

黑色素细胞肿瘤

　弥漫性脑膜黑色素细胞肿瘤

　　脑膜黑色素细胞增多症和脑膜黑色素瘤病

　局限性脑膜黑色素细胞肿瘤

　　脑膜黑色素细胞瘤和脑膜恶性黑色素瘤

淋巴和造血系统肿瘤

　淋巴瘤

　　CNS 淋巴瘤

CNS 原发性弥漫性大 B 细胞淋巴瘤

免疫缺陷相关的 CNS 淋巴瘤

淋巴瘤样肉芽肿

血管内大 B 细胞淋巴瘤

CNS 各种罕见淋巴瘤

硬脑膜 MALT 淋巴瘤

CNS 其他低级别 B 细胞淋巴瘤

间变性大细胞淋巴瘤（*ALK+/ALK-*）

T 细胞及 NK/T 细胞淋巴瘤

组织细胞肿瘤

埃德海姆 - 切斯特（Erdheim-Chester）病

罗萨伊 - 多尔夫曼（Rosai-Dorfman）病

幼年性黄色肉芽肿

朗格汉斯细胞组织细胞增生症

组织细胞肉瘤

生殖细胞肿瘤

成熟型畸胎瘤

未成熟型畸胎瘤

畸胎瘤伴体细胞恶变

生殖细胞瘤

胚胎性癌

卵黄囊瘤

绒毛膜癌

混合性生殖细胞肿瘤

鞍区肿瘤

造釉细胞型颅咽管瘤

乳头型颅咽管瘤

垂体细胞瘤、鞍区颗粒细胞瘤和梭形细胞嗜酸细胞瘤

续表

| 垂体腺瘤 /PitNET |
| 垂体母细胞瘤 |
| **CNS 的转移性肿瘤** |
| 脑和脊髓实质的转移性肿瘤 |
| 脑膜转移性肿瘤 |

第二节　胶质瘤、胶质神经元肿瘤与神经元肿瘤

一、弥漫性星形细胞瘤

【典型病例】

病例一　患者，男，38 岁，不明原因抽搐，有高血压病史（**图 6-1**）。

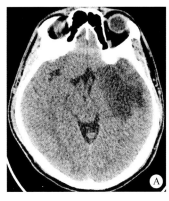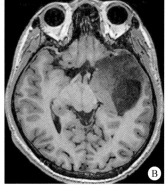

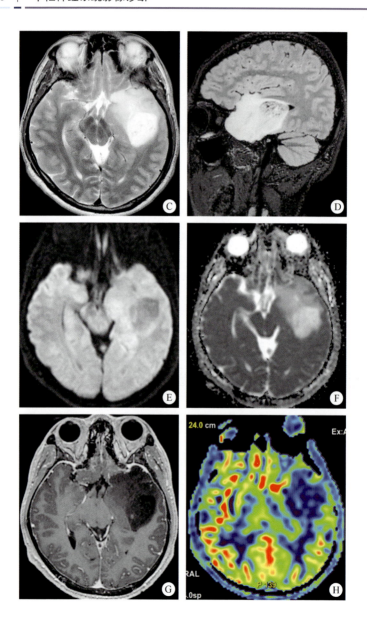

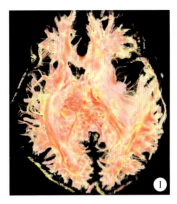

图 6-1 左侧颞叶星形细胞瘤（WHO 2 级）

CT 示左侧颞叶低密度病变（A）。MRI 示左侧颞叶病变：T_1WI 呈低信号（B）；T_2WI 呈高信号（C）；矢状位 T_2-FLAIR 呈高信号，内见点片状低信号（D）；DWI（b 值 =1000s/mm^2）呈低及稍低信号（E）；ADC 图呈不均匀高信号（F）；T_1WI 增强大部分无强化，局部见点状强化（G）；ASL 呈低灌注（H）；DTI 示左侧颞叶神经纤维束受压、移位（I）

病例二 患者，男，34 岁，头痛、头晕 13 小时（**图 6-2**）。

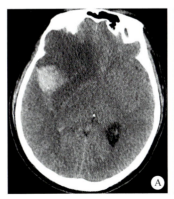
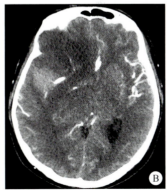

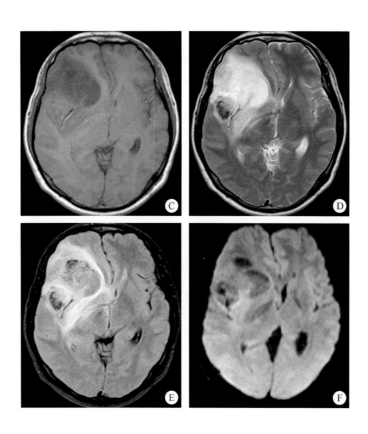

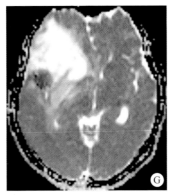
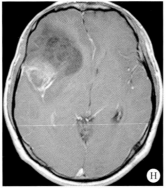

图 6-2 右侧额颞叶间变性星形细胞瘤（WHO 3 级）

CT 示右侧额颞叶病变：平扫呈高低混杂密度（A）；增强后未见强化（B）。MRI 示
右侧额颞叶病变：T_1WI 呈低信号（C）；T_2WI 呈高、低混杂信号（D）；T_2-FLAIR 呈
等、低混杂信号（E）；DWI（b 值 =1000s/mm^2）呈低信号，局部可见稍高信号（F）；
ADC 图呈高、低混杂信号（G）；T_1WI 增强局部明显强化（H）

【临床概述】

弥漫性星形细胞瘤（diffuse astrocytoma，DA）是起源于星形细
胞的原发性脑肿瘤；2021 年 WHO CNS5 将弥漫性胶质瘤分为成人型
和儿童型，本节主要描述成人型。WHO CNS5 中，所有 IDH 突变型
弥漫性星形细胞瘤均被认为是同一类型，分为 CNS WHO 2 级、3 级
或 4 级。病灶呈浸润性生长；多见于中青年人，无性别倾向；癫痫
是其常见的临床表现。

【影像表现】

1. 好发位置 主要位于白质区，可蔓延至邻近皮质。幕上好发
于额叶、颞叶；幕下可见于小脑和脑干。

2. CT WHO 2 级肿瘤，平扫表现为脑白质区均匀或不均匀低密

度影，边界不清晰；周围多无水肿，占位效应轻；增强扫描不强化或轻度强化。WHO 3～4 级肿瘤，平扫表现为低、等或混杂密度影，边界不清晰，周围水肿明显，占位效应明显；增强扫描，典型者表现为不规则明显强化或花环状明显强化。

3. MRI WHO 2 级肿瘤，信号较均匀，T_1WI 呈低信号，T_2WI 呈高信号，周围水肿轻；增强扫描不强化或轻度强化；DWI 呈低或等信号，ADC 图呈稍高信号；PWI 或 ASL 与对侧正常脑白质相比，呈低、等、稍高灌注；DTI 显示白质纤维束受压移位；MRS 表现为 Cho 峰升高，NAA 峰降低，Cr 峰降低，Cho/NAA 比值平均为 2.72，Cho/Cr 比值通常在 2～4。WHO 3～4 级肿瘤 T_1WI 以低信号为主，瘤内出现坏死或出血时，可见更低或高信号；T_2WI 呈不均匀高信号，周围水肿明显，占位效应明显；增强扫描呈不规则斑块状、结节状、花环状明显强化；PWI 或 ASL 上，与对侧正常脑白质相比，肿瘤呈高灌注；DTI 显示白质纤维束受压移位或中断；MRS 肿瘤实质部分 Cho 峰明显升高，NAA 峰降低，Cr 峰降低；肿瘤恶性程度越高，Cho/Cr 比值越大，通常在 4～6 之间。

【鉴别诊断】

1. 病毒性脑炎 WHO 2 级肿瘤须与病毒性脑炎鉴别；后者一般有发热等前驱病史，病程短，脑脊液检查提示蛋白及细胞数增加。

2. 脑梗死 WHO 2 级肿瘤须与脑梗死鉴别；脑梗死以中老年多见，急性起病，言语不利 / 肢体感觉运动障碍明显；病灶多累及灰白质，与供血血管分布一致；急性期，DWI 呈高信号，ADC 图呈低信号；PWI 或 ASL 呈低灌注；MRS 上出现 Lac 峰，Cho 峰不升高。

3. 脑脓肿 WHO 3、4 级肿瘤须与脑脓肿鉴别；后者急性起病，有感染症状，包膜形成期表现为规则环形明显强化，壁薄光整，脓腔在 DWI 呈高信号，ADC 图呈低信号；WHO 3、4 级星形细胞瘤周围水肿区域多有肿瘤细胞浸润，MRS 表现为 Cho 峰升高，NAA 及 Cr 峰降低，而脑脓肿周围水肿 MRS 无上述特点。

4.单发转移瘤　WHO 3、4级肿瘤须与单发转移瘤鉴别；后者发病年龄大，有原发肿瘤病史，病灶常位于灰、白质交界区，瘤周水肿明显；高级别星形细胞瘤水肿带内因肿瘤细胞浸润，其 Cho/NAA 比值较转移瘤高。

二、少突胶质细胞瘤

【典型病例】

病例一　患者，男，48 岁，抽搐 1 小时（图 6-3）。

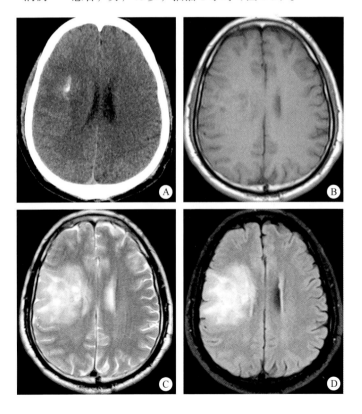

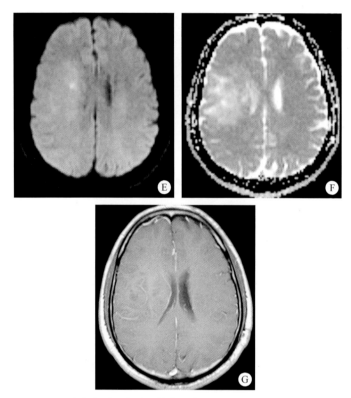

图 6-3 右侧额叶、侧脑室体旁少突胶质细胞瘤（WHO 2 级）

CT 示右侧额叶、侧脑室体旁稍低密度灶，内见条带状钙化（A）。MRI 示右侧额叶、侧脑室体旁病变：T_1WI 呈等、稍低信号（B）；T_2WI 呈稍高、高信号（C）；T_2-FLAIR 呈高信号，内见低信号（D）；DWI（b 值 =1000s/mm^2）呈等、高信号（E）；ADC 图呈稍高、等信号（F）；T_1WI 增强扫描轻度强化（G）

病例二 患者，女，51 岁，头痛 15 日余（图 6-4）。

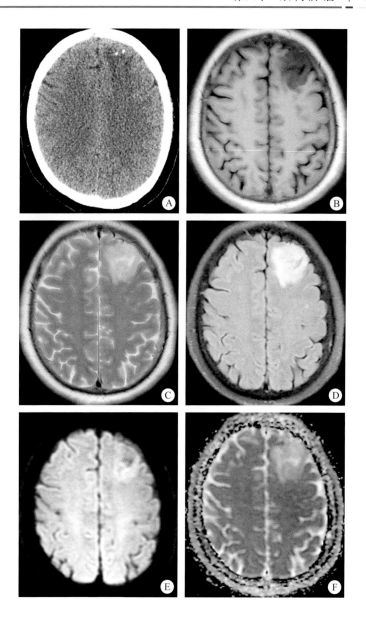

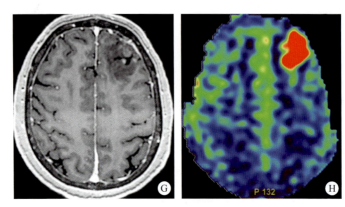

图 6-4　左侧颞叶少突胶质细胞瘤（WHO 3 级）

CT 示左侧额叶稍低密度病变，内见结节样钙化影（A）。MRI 示左侧额叶病变：T_1WI 呈低信号（B）；T_2WI 呈稍高、高信号（C）；T_2-FLAIR 呈稍高信号，内伴低信号（D）； DWI（b 值 =1000s/mm^2）大部分呈稍高信号（E）；ADC 图呈稍低信号（F）；T_1WI 增强不均匀中度强化（G）；ASL 呈高灌注（H）

【临床概述】

少突胶质细胞瘤（oligodendroglioma）为弥漫性浸润的胶质瘤，WHO 2 ～ 3 级，成年人多见，高峰发病年龄 40 ～ 45 岁。近 2/3 的患者有癫痫病史，1/3 的患者有偏瘫和感觉障碍，1/3 的患者有颅内高压征象。

【影像表现】

1. 好发部位　主要位于皮质及皮质下，最常见于额叶，其次为颞叶、顶叶、枕叶。

2. CT　平扫多表现为混杂密度影，常伴有弯曲条索状、团块状钙化，发生率高达 70%，周围水肿较轻，增强扫描表现为无强化或轻度强化。

3. MRI T_1WI 常呈低信号、等信号或混杂信号，T_2WI 常呈高信号，肿瘤边界清晰、形态不规则，瘤内可见出血、囊变、坏死，周围可见水肿；MRI 对钙化的显示不如 CT 敏感；肿瘤周围无水肿或轻度水肿；增强扫描表现为无强化、轻度强化或不均匀中度强化。

【鉴别诊断】

1. 低级别弥漫性星形细胞瘤 与少突胶质细胞瘤相比，发病年龄小，发病位置为深部脑白质，钙化少见，周围水肿更多见。

2. 胚胎发育不良性神经上皮瘤 均多发生于皮质；发病年龄小，好发于颞叶，以囊性成分为主，边界清晰，钙化少见。影像学表现有典型的三角征，即肿瘤的底部朝向大脑表面，尖端指向大脑深部，形态似楔形或倒三角形。

3. 胶质母细胞瘤 发病部位较深，增强呈花环样明显强化，多有子灶；Cho/NAA 比值、Cho/Cr 比值较少突胶质细胞瘤更高。

4. 单发转移瘤 发病年龄大，有原发肿瘤病史，常位于灰、白质交界区，瘤周水肿明显；少突胶质细胞瘤水肿带内因肿瘤细胞浸润，其 Cho/NAA 比值较转移瘤高。

【重点提醒】

随访期的少突胶质细胞瘤，如不强化的肿块内出现强化，提示有向高级别转变的倾向。

三、胶质母细胞瘤

【典型病例】

患者，男，55 岁，头痛 15 日余（图 6-5）。

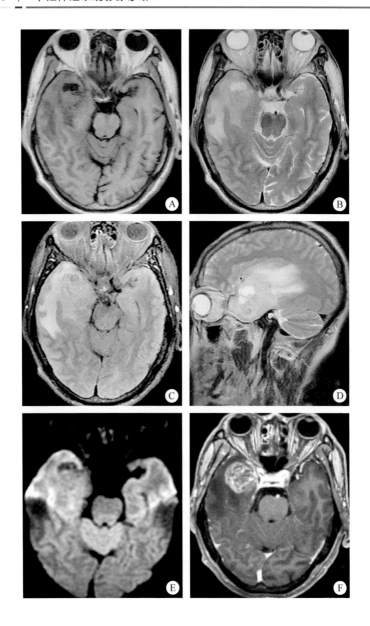

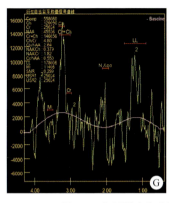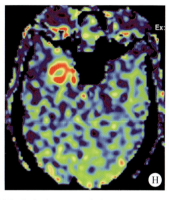

图 6-5　右侧颞叶胶质母细胞瘤（WHO 4 级）

MRI 示右侧颞叶病变：T_1WI 呈等、低信号（A）；T_2WI 横断位（B）及矢状位（D）呈稍高、高信号；T_2-FLAIR 呈高、低混杂信号（C）；DWI（b 值 =1000s/mm^2）局部呈稍高信号（E）；T_1WI 增强明显不均匀强化（F）；MRS 病灶 Cho 峰升高，NAA 峰降低，可见 LL 峰（G）；ASL 呈高灌注（H）

【临床概述】

胶质母细胞瘤（glioblastoma）多为 IDH 野生型弥漫性星形细胞胶质瘤，WHO 4 级，占颅内原发肿瘤的 12% ~ 15%，多见于 55 岁左右的中年人。病程一般较短，多表现为颅内压增高、癫痫、头痛和一些非特异性神经症状。

【影像表现】

1. 好发部位　多位于幕上脑白质；好发于额叶、颞叶，并可沿胼胝体侵犯对侧脑实质。

2. CT　平扫多表现为等密度影，瘤内可有坏死、出血、囊变，周围水肿明显，占位效应明显。增强扫描为不规则环形明显强化。

3. MRI　肿瘤实性部分在 T_1WI 呈等或低信号，T_2WI 呈高或稍高信号，边界不清晰，周围水肿及占位效应明显，瘤内出现坏死、出血、囊变时信号混杂，可沿白质束扩展，通过胼胝体、前联合和后联合扩展到对侧大脑半球，表现为"蝴蝶征"，亦可沿血管周围间隙及室管膜和蛛网膜下腔播散，少见侵犯硬脑膜和颅骨；增强扫描表现为不规则花环状明显强化；PWI 或 ASL 表现为高灌注；MRS 表现为 Cho 峰明显升高，NAA 峰降低，Cr 峰轻度降低及 Glx 峰升高，相应的 Cho/Cr、Cho/NAA 比值升高，若肿瘤有坏死，可出现 Lip 峰及 Lac 峰；DTI 可显示肿瘤浸润引起的白质纤维束的变形、移位及破坏。

【鉴别诊断】

1. 脑脓肿　一般有感染病史，脓肿形成后，增强扫描脓肿壁呈光滑的薄壁环形强化。DWI 脓腔呈高信号，ADC 图呈低信号（弥散受限），脓肿壁呈等、稍高信号，ADC 图呈等信号或高信号（弥散不受限），这是其典型的影像表现。而胶质母细胞瘤的坏死、囊变区域弥散不受限，实性部分弥散受限。

2. 单发转移瘤　多有原发肿瘤病史，病灶一般较小，周围水肿范围大。呈不规则花环样强化的孤立性脑转移瘤与胶质母细胞瘤表现极为相似，转移瘤周围水肿区无 Cho 峰升高，而胶质母细胞瘤水肿带内因混有肿瘤细胞浸润，肿瘤周围水肿区域 Cho 峰升高，NAA 峰和 Cr 峰减低，Cho/NAA 比值升高。

3. 少突胶质细胞瘤　多数情况下两者不易区分；相比之下，胶质母细胞瘤恶性程度更高，增强扫描呈厚壁花环样明显强化，多有子灶；Cho/NAA、Cho/Cr 比值更高。

4. 淋巴瘤　相比胶质母细胞瘤，淋巴瘤的出血、坏死、囊变少；在常规影像检查技术难以鉴别时，可采用 MRS 和 PWI/ASL 来综合判断。淋巴瘤内 MRS 的 Lip 峰更高，瘤周区（Lip+Lac）/Cr 比值更高；大多数淋巴瘤 PWI/ASL 表现为低灌注，这不同于大多数胶质母细胞瘤的高灌注表现。

【重点提醒】

（1）在 MRI 增强扫描中，胶质母细胞瘤术后复发与放疗后放射性损伤均表现为明显强化；PWI/ASL 对两者有鉴别价值，肿瘤复发多表现为高灌注，放射性损伤多表现为低灌注；MRS 也有鉴别价值，肿瘤复发的 Cho/Cr 和 Cho/NAA 比值更高，NAA/Cr 比值更低。

（2）随着分子和基因检测在胶质瘤病理诊断中的应用，以及 CT 和 MRI 的推广，影像表现为不强化或轻度强化的胶质母细胞瘤越来越多地被文献报道，因此在胶质瘤的定性诊断中，要重视 DWI、ASL、SWI、MRS 等多模态 MRI 技术的综合应用。

四、毛细胞型星形细胞瘤

【典型病例】

患儿，女，4 岁，步态不稳 1 月余（图 6-6）。

【临床概述】

毛细胞型星形细胞瘤（pilocytic astrocytoma，PA）是一种罕见的良性肿瘤，WHO 1 级，生长缓慢，病变局限，预后良好。本病好发于儿童及青少年，5 ~ 15 岁为好发年龄。临床主要表现为头痛、头晕伴呕吐等颅内压增高症状，可有癫痫、视物模糊、肌张力增高等症状。

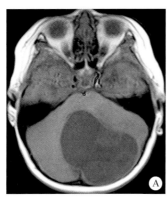
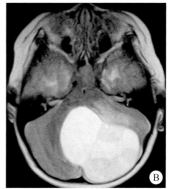

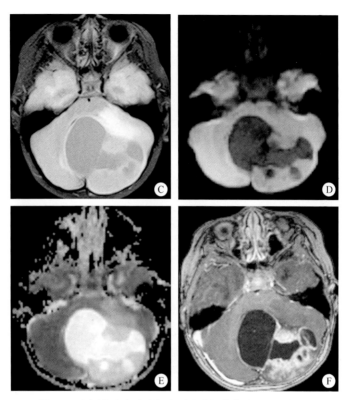

图 6-6 左侧小脑半球毛细胞型星形细胞瘤（WHO 1 级）

MRI 示左侧小脑半球囊实性病变：T₁WI 呈等、低信号（A）；T₂WI 呈稍高、高信号（B）；T₂-FLAIR 实性部分呈等信号，囊性部分呈低信号（C）；DWI（b 值 =1000s/mm²）实性部分呈等信号（D）；ADC 图实性部分呈等、稍高信号（E）；T₁WI 增强实性部分明显不均匀强化，囊性部分未见强化，囊壁及分隔可见强化，第四脑室明显受压变窄（F）

肿瘤常伴有不同程度的囊变，根据囊变程度分为三种类型：①囊肿型，无壁结节或实性肿块；②囊肿结节型，以囊性病变为主，伴壁结节；③肿块型，以实性为主或不伴囊变。

【影像表现】

1. 好发部位 好发于小脑半球，其次为视交叉－下丘脑、第三脑室、脑干，较少发生于大脑半球。在儿童，2/3 的病灶位于小脑；在成人，半数病灶位于幕上。

2. CT 平扫呈稍低或等密度肿块，其内囊性部分为低密度，增强扫描实性部分可强化；钙化可见，出血少见；瘤周水肿轻；常伴有第四脑室受压，可引起梗阻性脑积水。

3. MRI 肿瘤实性部分 T_1WI 呈低信号，T_2WI 呈稍高信号，囊性部分信号接近脑脊液，增强扫描囊壁、分隔及实性部分明显强化；瘤周水肿轻；DWI 肿瘤实性部分呈稍高信号，ADC 图呈等信号或稍高信号；PWI/ASL 表现为稍高灌注，不及恶性星形细胞瘤的灌注程度高；MRS 表现为 Cho 轻度增高，增高程度不及恶性星形细胞瘤，NAA 峰减低，Cho/NAA、Cho/Cr 比值升高。

【鉴别诊断】

1. 血管母细胞瘤 好发于成年女性；典型表现为大囊小结节，增强扫描壁结节明显强化，而囊壁无明显强化；MRI 瘤内或瘤周可见异常血管流空信号是其特点。

2. 第四脑室室管膜瘤 好发于第四脑室底部，多数为实性，在第四脑室内呈塑形样生长；钙化常见，肿瘤强化不均匀，边缘不光整；瘤周水肿较明显。

3. 髓母细胞瘤 恶性程度高，亦多见于儿童，好发于小脑蚓部，肿瘤由高密度细胞组成，T_2WI 信号与灰质相似，信号不高，常表现为弥散受限；囊变和钙化少见。

【重点提醒】

对于发生于小脑及中线结构的囊实性病变，尤其是儿童和青少年患者，首先要高度警惕毛细胞型星形细胞瘤的可能；发生部位、年龄及影像学表现是本病诊断的关键；毛细胞型星形细胞瘤的强化是由其毛细血管的通透性增加所致，并非是因为肿瘤导致血脑屏障的破坏，因此，不能单纯以肿瘤的强化程度来判断其良恶性，要综合多模态影像特征进行诊断。

五、多形性黄色星形细胞瘤

【典型病例】

患者，女，44岁，头晕1月余（图6-7）。

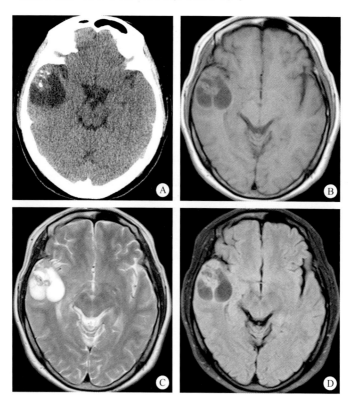

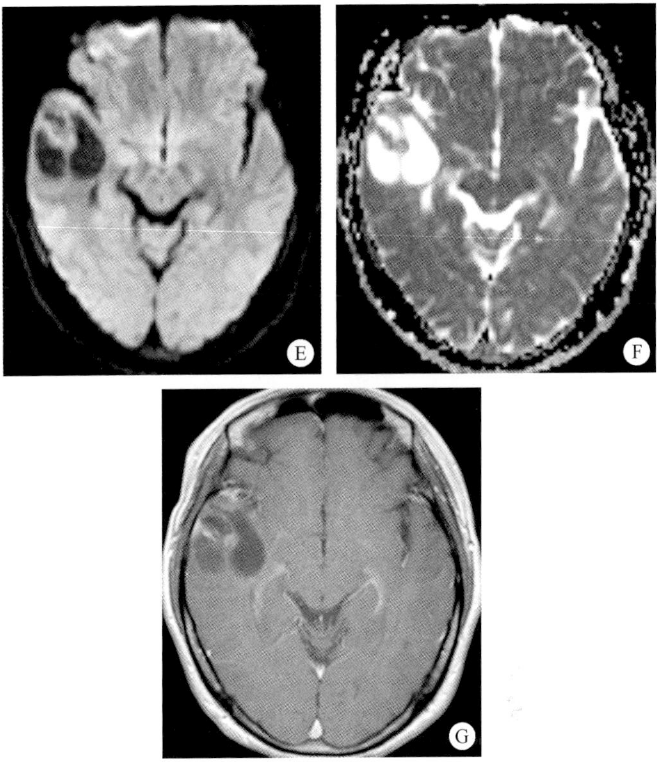

图 6-7 多形性黄色星形细胞瘤（WHO 2 级）

CT 示右侧颞叶囊实性病灶，内见钙化影（A）。MRI 示右侧颞叶囊实性病变：T_1WI 呈等、低信号（B）；T_2WI 呈等、高信号（C）；T_2-FLAIR 呈等、低混杂信号（D）；DWI（b 值 =1000s/mm^2）实性部分呈等、低信号（E）；ADC 图实性部分呈稍低、高信号（F）；T_1WI 增强实性部分轻中度强化（G）

【临床概述】

多形性黄色星形细胞瘤（pleomorphic xanthoastrocytoma，PXA）是一种脑内罕见的星形细胞瘤，WHO 2 级，好发于大脑半球表浅部位，常累及脑膜，预后相对良好。肿瘤好发于儿童及青少年，其中

18 岁以下者占 2/3，临床表现以癫痫为主。

【影像表现】

1. 好发位置　好发于大脑半球表浅部位，其中以颞叶最为多见，其次为额叶、顶叶。

2. CT　以低密度囊性病变伴明显强化的附壁结节为主要表现，附壁结节常位于脑膜侧，可伴有钙化，肿瘤边界清晰，瘤周有不同程度的水肿；少数以等或略高密度实性肿块为主，增强扫描明显强化；邻近颅骨受压变形及变薄；瘤内出血少见。

3. MRI　多表现为大脑半球浅表部位的囊实性肿瘤，边界清晰；囊性部分 T_1WI 呈低信号，T_2WI 呈高信号；实性部分或囊壁结节 T_1WI 呈稍低、等信号，T_2WI 呈稍高信号。增强扫描囊性部分无强化，囊壁可以强化或者不强化，实性部分或囊壁结节呈明显强化，邻近脑膜可见线样强化；DWI 显示大部分多形性黄色星形胶质瘤的实性部分或囊壁结节呈稍高信号或等信号，ADC 图呈等或稍高信号（即弥散不受限）；PWI/ASL 肿瘤实性部分呈高灌注，囊性部分呈低灌注；MRS 呈低级别胶质瘤表现；瘤周无水肿或呈轻度水肿；少数肿瘤存在恶变倾向，呈侵袭性生长，并出现脑脊液播散。

【鉴别诊断】

1. 节细胞胶质瘤　为幕上囊实性病变，以颞叶多见；增强扫描，囊性部分的囊壁呈线样强化，实性部分呈明显强化，邻近脑膜通常无强化；钙化较常见；50% 伴皮质发育不良；病变位置表浅，邻近颅骨可表现为局限性骨质增生。

2. 幕上毛细胞型星形细胞瘤　发病率低，以额叶多见；囊实性病变，实性部分强化，邻近脑膜无强化。

六、节细胞胶质瘤

【典型病例】

患者，男，15 岁，发作性意识丧失 6 年（图 6-8）。

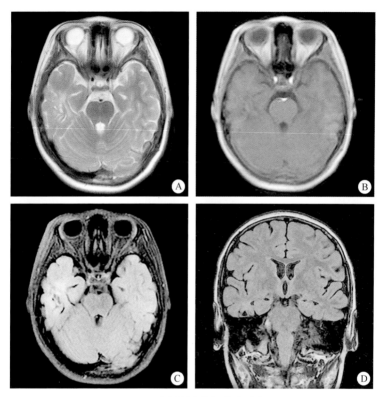

图 6-8 右侧颞叶节细胞胶质瘤

MRI 示右侧颞叶病变：T₂WI 呈稍高、高信号（A）；T₁WI 呈等、低信号（B）；T₂-FLAIR 横断位（C）和冠状位（D）呈中心低信号，周围高信号（本图由首都医科大学宣武医院提供）

【临床概述】

节细胞胶质瘤（ganglioglioma）是神经元和混合型神经元－神经胶质肿瘤中最常见的肿瘤，WHO 1～2 级。肿瘤好发于儿童及青少年，发病年龄多在 30 岁以下；该肿瘤生长缓慢，术后预后较好。长期顽固性癫痫为其主要临床症状。根据囊变程度，该肿瘤可分为实性、囊实性、囊性，其中囊实性最常见。

【影像表现】

1. 好发部位　最常见于大脑半球表浅部位，以颞叶好发，其次为额叶、顶叶，幕下好发于小脑蚓部或中线旁。

2. CT　平扫主要表现为边界清晰的低密度囊性病变，伴壁结节，容易发生钙化，边界清晰，瘤周水肿轻微；增强扫描，实性部分或壁结节呈轻度或明显强化。

3. MRI　肿瘤囊性部分 T_1WI 呈低信号，T_2WI 呈高信号，实性部分 T_1WI 呈等或低信号，T_2WI 呈高信号；增强扫描囊性部分无强化，囊壁可强化，实性部分或壁结节呈轻度或明显强化；肿瘤边界清晰，瘤周水肿较轻；易发生钙化。

【鉴别诊断】

1. 少突胶质细胞瘤　好发于成年人，且以额叶多见，为皮质或皮质下含有弯曲条带状钙化的肿块，囊性变和壁结节少见，强化不明显。

2. 血管母细胞瘤　好发于成年人，且多见于颅后窝小脑半球，多表现为大囊小结节；增强扫描壁结节或实性部分明显强化，肿瘤内或周围可见流空血管影，钙化少见。

【重点提醒】

节细胞胶质瘤是一种少见的良性肿瘤，目前对其特征性影像表现尚无系统性的统一认识。由于其有不同的病理学特征，含神经元细胞和胶质细胞两种成分，因此临床上可将 MRS 作为该肿瘤重要的鉴别方法，肿瘤的实性部分 Cho 峰无升高或轻度升高，NAA 峰无降低或略有降低，Cr 峰无明显变化。

七、胚胎发育不良性神经上皮肿瘤

【典型病例】

患者，女，31岁，头痛、头晕，全身乏力，发现颅内占位6天（图6-9）。

【临床概述】

胚胎发育不良性神经上皮肿瘤（dysembryoplastic neuroepithelial tumor，DNET）是一种少见的生长缓慢的良性中枢神经系统肿瘤，属于胶质神经元和神经元肿瘤，WHO 1 级。肿瘤好发于儿童和青少年，20 岁前男性多见；主要表现为难治性癫痫，也可出现头痛、晕厥、记忆力减退等症状。

【影像表现】

1. 好发部位　多位于大脑皮质，可累及皮质下白质区，以颞叶多见，额叶次之。

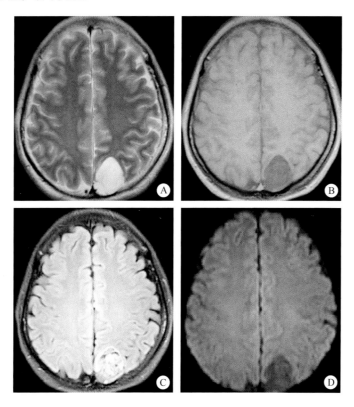

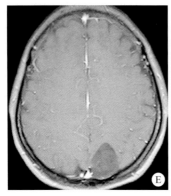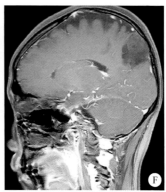

图 6-9 左顶叶胚胎发育不良性神经上皮肿瘤

MRI 示左顶叶近脑表面倒三角形占位：T_2WI 呈高信号（A）；T_1WI 呈低信号（B）；T_2-FLAIR 呈等、稍高信号，内混杂少量低信号（C），DWI（b 值 =1000s/mm^2）病灶呈低信号（D）；T_1WI 横断位（E）和矢状位（F）增强未见强化

2. CT　主要表现为大脑皮质和皮质下边界清晰的低密度影，少部分病灶表现为等、低混杂密度影，出血和钙化比较少见，浅表病变可引起邻近颅骨骨质吸收变薄，增强扫描通常无强化。

3. MRI　典型病变呈楔形或三角形，基底位于脑表面，尖端指向脑深部，内可见多发小囊状改变，呈"皂泡征"；T_1WI 呈低信号，T_2WI 呈高信号，肿瘤边界清晰，无瘤周水肿和浸润性生长表现；占位效应不明显；增强扫描一般不强化；DWI 因病变成分不同而表现多样，无特异性表现。

【鉴别诊断】

1. 少突胶质细胞瘤　位置比较表浅，成年人多见，高峰发病年龄为 40 ～ 45 岁，通常发生于额叶，可发生囊变，没有典型的基底位于脑表面的"三角征"表现，多见弯曲条索状、团块状钙化，增强扫描强化方式多样。

2. 节细胞胶质瘤　多位于皮质区，常见于额叶，CT 或 MRI 表现为囊实性肿块、囊性病变伴明显强化的壁结节，壁结节多有钙化，增强扫描实性部分多表现为不均匀强化，钙化较胚胎发育不良性神经上皮瘤常见，"三角征"和瘤内分隔少。

3. 低级别弥漫性星形细胞瘤 肿瘤多位于深部白质，可出现囊变、钙化，周围水肿相对明显；MRS 有一定的鉴别意义，通常 Cho 峰升高，NAA 峰降低，Cho/Cr 比值一般大于 2。

八、中枢神经细胞瘤

【典型病例】

患者，女，30 岁，头晕 6 个月（**图 6-10**）。

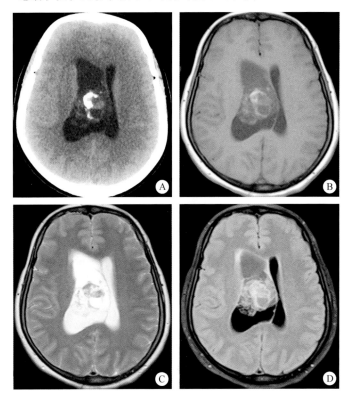

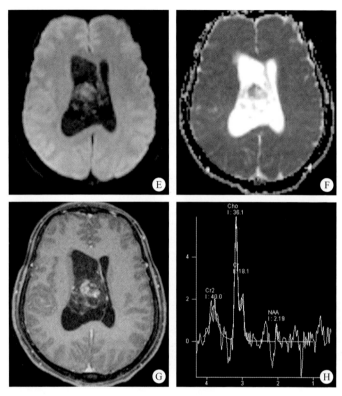

图 6-10　右侧侧脑室内中枢神经细胞瘤

CT 示右侧侧脑室内囊实性病灶伴钙化，右侧侧脑室扩大，透明隔向对侧移位（A）。

MRI 示右侧侧脑室内囊实性病灶：T_1WI 呈等、低信号及高信号（B）；T_2WI 呈稍高、高信号及低信号（C）；T_2-FLAIR 呈稍高信号（D）；DWI（b 值 =1000s/mm^2）局部呈稍高信号（E）；ADC 图呈低信号（F）；T_1WI 增强实性部分呈轻中度不均匀强化（G）；

MRS 示 Cho 峰升高，Cr 峰降低，NAA 峰降低（H）

【临床概述】

中枢神经细胞瘤（central neurocytoma，CNC）是一种偏良性的肿瘤，WHO 2 级，好发年龄为 20 ～ 40 岁，发病率占全部原发脑肿瘤的 0.25% ～ 0.5%，以手术切除为首选治疗方式，预后良好。患者的症状多来自于肿瘤压迫侧脑室室间孔导致的梗阻性脑积水，表现为头痛、头晕伴呕吐等颅内压增高症状。

【影像表现】

1. 好发部位　大多数起源于透明隔或室间孔区，瘤体多占据侧脑室前 2/3，可累及第三脑室、第四脑室。

2. CT　平扫多表现为侧脑室内等密度或稍高密度，边界清晰，呈不规则分叶状；50% 以上可见散在钙化灶；瘤体内可见多发低密度囊变区和高密度出血密度影；增强扫描肿瘤实性部分呈轻至中度不均匀强化；一般无瘤周水肿及脑实质侵犯。

3. MRI　肿瘤信号不均匀，囊变区域多呈"蜂窝状"或"丝瓜瓤样"改变；肿瘤实性部分 T_1WI、T_2WI 呈等信号，内可见血管流空影；增强扫描肿瘤实性部分呈轻至中度不均匀强化；DWI 呈稍高信号或高信号，ADC 图呈低信号；MRS 表现为 Cho 峰明显增高，NAA 峰、Cho/Cr 比值升高，NAA/Cr 比值减低，Gly 峰升高。

【鉴别诊断】

1. 室管膜下巨细胞星形细胞瘤　与中枢神经细胞瘤发病位置相同，肿瘤有囊变及钙化，也容易产生梗阻性脑积水。室管膜下巨细胞星形细胞瘤一般发生于结节性硬化患者，CT 可显示钙化的室管膜下结节；发病年龄较中枢神经细胞瘤小，增强扫描肿瘤呈明显强化，MRS 表现为 Cho 峰升高，但不如中枢神经细胞瘤明显。

2. 室管膜瘤　沿脑室呈塑形样生长，多位于幕下脑室系统；发生于幕上者少见，且多位于脑实质内，瘤周水肿明显；MRI 增强扫描呈不均匀明显强化。绝大部分的中枢神经细胞瘤 CT 和 MRI 无瘤周水肿及侵袭脑实质的征象。

3. 脉络膜乳头状瘤　发生于侧脑室三角区的脉络膜乳头状瘤，好发于 10 岁前的婴幼儿；肿瘤边缘呈颗粒状、凹凸不平，常见菜花状、乳头状、分叶状改变，可沿脑脊液种植转移，增强扫描呈明显均匀强化且与脉络丛相连，肿瘤内见斑点状混杂信号，因肿瘤分泌大量脑脊液而常表现为脑积水。

九、幕上室管膜瘤

【典型病例】

患者，女，28 岁，头痛、头晕数月（图 6-11）。

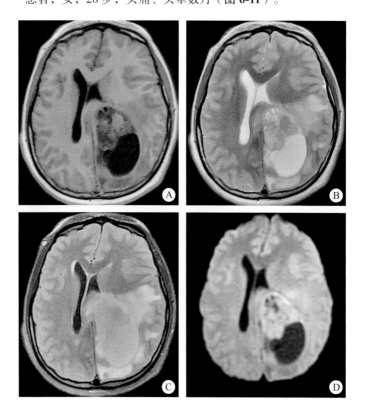

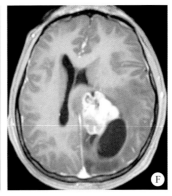

图 6-11　左侧侧脑室三角区室管膜瘤

MRI 示左侧侧脑室三角区囊实性占位：T_1WI 呈等、低信号（A）；T_2WI 呈低、稍高、高混杂信号（B）；T_2-FLAIR 呈等、稍高信号（C）；DWI（b 值 =1000s/mm²）实性部分呈高信号（D）；ADC 图呈等、稍高信号（E）；T_1WI 增强实性部分呈明显强化（F）

【临床概述】

幕上室管膜瘤（supratentorial ependymoma）大多数（约 70%）起源于脑室旁脑实质的室管膜细胞，可长入脑室系统；大多数幕上室管膜瘤属于 WHO 3 级，可沿脑脊液播散；与幕下室管膜瘤相比，幕上室管膜瘤患者脑积水症状出现相对较晚，发现时绝大部分肿瘤直径已经超过 4cm；其临床表现为头痛、恶心及呕吐等症状。

【影像表现】

1. 好发部位　45% ～ 65% 的幕上室管膜瘤位于脑室外，其好发部位依次是大脑半球、第三脑室、侧脑室。

2. CT　平扫多表现为囊实性肿块，部分可为实性肿块；肿瘤实性部分呈等或稍高密度影，其内散在低密度囊变区，且可见点状高密度钙化灶，瘤周水肿轻；增强扫描呈中度不均匀强化。

3. MRI　多表现为囊实性肿块，实性部分 T_1WI 呈低信号或等信号，T_2WI 呈高信号，钙化及陈旧性出血表现为低信号；增强扫描肿瘤实性部分明显强化；DWI 肿瘤实性部分呈高信号，ADC 图呈低信号；PWI/ASL 肿瘤实性部分呈高灌注。

【鉴别诊断】

1. 高级别胶质瘤　发病年龄大，肿瘤内钙化不常见，占位效应及瘤周水肿明显，典型高级别胶质瘤呈花环状明显强化。

2. 脉络膜乳头状瘤　发生于侧脑室三角区的脉络膜乳头状瘤，好发于儿童；肿瘤边缘呈颗粒状凹凸不平，可沿脑脊液种植转移，增强扫描呈明显均匀强化，肿瘤内见斑点状混杂信号，因肿瘤分泌大量脑脊液而常表现为脑积水。

【重点提醒】

室管膜瘤是否发生脑脊液的播散是进行肿瘤分期、预后和治疗的关键；进行增强 MRI 时，务必重点观察室管膜、脑膜表面是否存在异常强化；必要时采用脑脊液细胞学检查进行评价。

十、颅后窝室管膜瘤

【典型病例】

患儿，女，2 岁，精神差 1 天，多次抽搐并喷射状呕吐（**图 6-12**）。

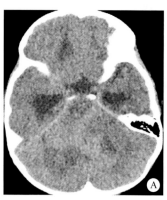
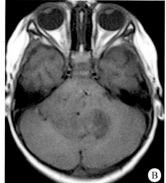

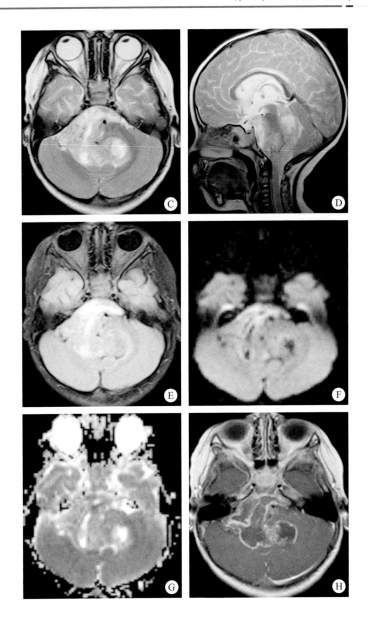

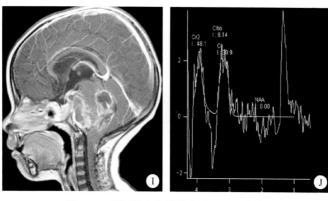

图 6-12 第四脑室室管膜瘤（WHO 3 级）

CT 示第四脑室、桥前池、右侧脑桥小脑三角区占位性病变，呈等、稍高密度（A）。
MRI 示第四脑室、桥前池、右侧脑桥小脑三角区占位性病变：T_1WI 呈等、低信号（B）；
T_2WI 横断位（C）、矢状位（D）呈稍高、高信号；T_2-FLAIR 呈等、稍高信号（E）；
DWI（b 值 =1000s/mm^2）呈混杂信号（F）；ADC 图呈稍高、低信号（G）；T_1WI 横断位（H）
和矢状位（I）增强呈明显不均匀强化；MRS 示病灶 Cho 峰升高，可见 LL 峰（J）

【临床概述】

颅后窝室管膜瘤（posterior fossa ependymoma）多为 WHO 2 级，
也可见 WHO 3 级，好发于儿童，发病年龄为 1 ～ 6 岁，临床表现为
头痛、恶心、呕吐、共济失调及偏瘫等症状。

【影像表现】

1. 好发部位　最常发生于第四脑室，为质软或可塑性肿瘤，可
沿第四脑室孔扩展至脑桥小脑角池或小脑延髓池。

2. CT　肿瘤呈等或稍高密度影，钙化常见，多伴有囊变、坏死，
出血不常见；肿瘤强化形式多样，常伴有梗阻性脑积水。

3. MRI　T_1WI 呈低信号或等信号，T_2WI 呈高信号，可伴有脑积
水表现，钙化及陈旧性出血呈低信号；增强扫描肿瘤有明显强化；
MRS 表现为 Cho 峰升高，Cr 峰可不同程度降低，NAA 峰降低较为

明显。

【鉴别诊断】

1. 髓母细胞瘤 多好发于小脑蚓部；相比室管膜瘤，其发病年龄大，钙化罕见，通过外侧孔和正中孔向第四脑室外突出部分多呈球状，而室管膜瘤的突出部分多呈细舌状；在 MRI 平扫上，髓母细胞瘤信号与脑实质接近，强化较室管膜瘤更加明显；DWI 呈高信号，ADC 图呈低信号；Cho 峰升高较室管膜瘤更明显。

2. 毛细胞型星形细胞瘤 表现为大囊小结节，实性部分不均匀明显强化，具有特征性；部分囊变不明显者与室管膜瘤类似，但强化程度高于室管膜瘤。

3. 脉络丛乳头状瘤 发生于第四脑室的脉络丛乳头状瘤发病年龄较大，肿瘤血供丰富、增强扫描呈乳头状或结节状明显强化，具有特征性。

第三节 脉络丛乳头状瘤

【典型病例】

患者，男，22 岁，头痛 1 周（**图 6-13**）。

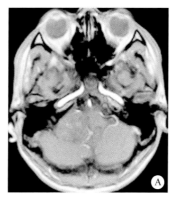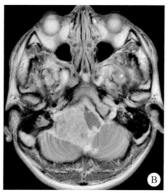

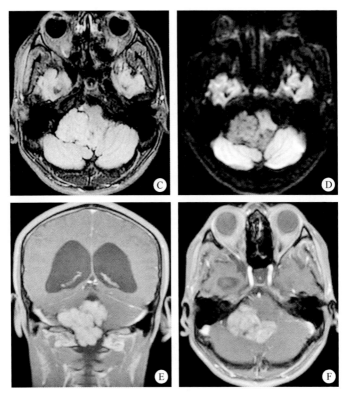

图 6-13　第四脑室脉络丛乳头状瘤

MRI 示第四脑室肿块影，边缘凹凸不平，肿瘤突入右侧脑桥小脑角池及小脑延髓池：
T_1WI 呈稍低信号（A）；T_2WI 呈不均匀稍高信号（B）；T_2-FLAIR 呈稍高信号（C）；
DWI（b 值 =1000s/mm^2）呈低信号（D）；T_1WI 冠状位（E）和横断位（F）增强呈明
显强化，肿瘤边缘呈颗粒状改变（本图来源于首都医科大学宣武医院）

【临床概述】

　　脉络丛乳头状瘤（choroid plexus papilloma）为起源于脉络丛上皮
细胞的颅内少见良性肿瘤，WHO 1 级，占所有脑肿瘤的 0.4% ~ 0.6%，儿童多见。肿瘤细胞可脱落并沿脑脊液种植播散。在临床上，由于脑脊液分泌增多和肿瘤阻塞致脑脊液循环受阻，易于发生脑积水及颅内压增高症状。

【影像表现】

1. 好发部位　儿童多见于侧脑室（三角区）；成人主要发生于第四脑室。

2. CT　脑室内分叶状肿瘤，表面呈颗粒状；为等密度或稍高密度影，可伴有钙化，出血少见；一般不侵犯脑组织，多不伴脑水肿；由于肿瘤分泌大量脑脊液，常可见脑积水征象；增强扫描肿瘤呈明显均匀强化。

3. MRI　肿瘤边缘凹凸不平，呈颗粒状或分叶状改变；T_1WI 呈等信号或稍低信号，T_2WI 呈不均匀高信号，内可见血管流空信号及低信号钙化影，并可见脑积水征象，边界清晰；增强扫描后明显强化，偶可见小囊变区或坏死区；MRS 表现为 mI 峰明显增高，Cho 峰增高，NAA 峰和 Cr 峰缺失。

【鉴别诊断】

1. 室管膜瘤　成人好发于侧脑室，儿童多见于第四脑室，常侵及脑实质；瘤内钙化更常见，肿瘤强化程度较脉络丛乳头状瘤轻。

2. 脑室内脑膜瘤　多见于成年人，好发于侧脑室三角区，边缘光滑，强化均匀且明显；而脉络丛乳头状瘤多见于儿童，肿瘤边缘呈颗粒状且凹凸不平，可分泌大量脑脊液。

第四节　髓母细胞瘤

【典型病例】

患者，男，31岁，头晕15天（图6-14）。

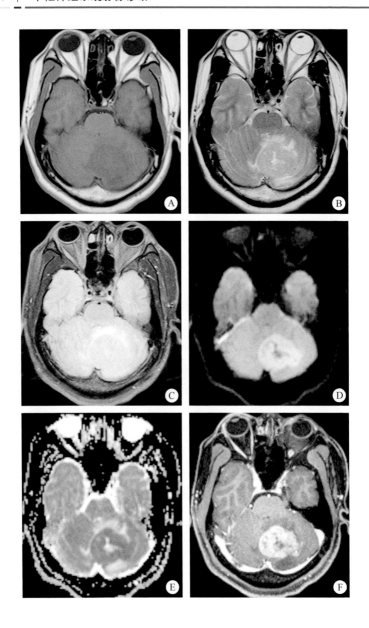

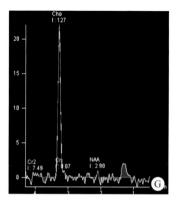

图 6-14 髓母细胞瘤

MRI 示左侧小脑半球肿块影：T_1WI 呈稍低信号，内见斑片状稍高信号（A）；T_2WI 呈稍高信号，内可见斑片状更高信号影，周边见水肿带，第四脑室受压变窄（B）；T_2-FLAIR 呈稍高信号（C）；DWI（b 值 $=1000s/mm^2$）呈稍高信号（D）；ADC 图呈稍低信号（E）；T_1WI 增强呈明显强化（F）；MRS 示病灶 Cho 峰明显增高，NAA 峰降低（G）

【临床概述】

髓母细胞瘤（medulloblastoma）为恶性、具有侵袭性的、细胞致密的胚胎性肿瘤，WHO 4 级，约占颅内肿瘤的 1.5%。该肿瘤为儿童幕下最常见的恶性肿瘤之一，多见于 15 岁以下儿童，5～7 岁为发病高峰年龄；另一个发病高峰年龄是 25 岁左右，男女比例为（2～3）：1。肿瘤易沿脑脊液种植转移。临床常见症状为头痛、呕吐、共济失调。

【影像表现】

1. 好发部位 儿童几乎均位于小脑蚓部，突入第四脑室，甚至充满小脑延髓池，偶见于小脑半球。成人多见于小脑，偶见于大脑半球。

2. CT 平扫常表现为稍高密度或等密度肿块影，密度较均匀，边界较清晰，少数可见较小的低密度囊变、坏死区；瘤周一般无或仅有轻度水肿；增强扫描肿瘤实性部分中度至明显强化。

3. MRI T_1WI 呈等、稍低信号，T_2WI 呈等信号或稍高信号；发生囊变、坏死时，信号不均匀；肿瘤前方可见脑脊液信号包绕；增强扫描常呈明显均匀强化，囊变、坏死区不强化；DWI 肿瘤实性部分呈稍高信号，ADC 图呈低信号；PWI/ASL 呈高灌注；MRS 表现为 Cho 峰明显增高，NAA 峰明显降低，Cho/NAA 比值可接近于 6。

【鉴别诊断】

1. 毛细胞型星形细胞瘤　属于良性肿瘤，是儿童颅后窝最常见的肿瘤，常位于小脑半球，囊变多见。当髓母细胞瘤发生明显囊变时，二者在常规影像上难以鉴别。髓母细胞瘤相比毛细胞型星形细胞瘤，DWI 信号更高，ADC 图信号更低，Cho 峰升高及 PWI/ASL 高灌注更明显。

2. 室管膜瘤　常起源于第四脑室底部，呈塑形样生长或匍匐式生长，横断位显示脑脊液在肿瘤后方环绕；髓母细胞瘤常起源于第四脑室顶部，横断位示肿瘤前方有脑脊液环绕时应考虑为髓母细胞瘤；髓母细胞瘤强化程度高于室管膜瘤；室管膜瘤钙化更多见。

【重点提醒】

髓母细胞瘤沿脑脊液通道转移比较常见，MR 增强扫描对于脑膜转移的显示优于 CT 增强，表现为脑膜的增厚并强化，或脑膜结节状强化。

第五节　松果体与生殖细胞肿瘤

一、松果体肿瘤

【典型病例】

患者，男，32 岁，无头痛、无恶心、呕吐，无抽搐，体检时发现颅内占位（图 6-15）。

【临床概述】

松果体肿瘤（pinealoma）是起源于松果体实质细胞的少见肿瘤，仅占颅内肿瘤的 0.1%～0.2%，各年龄段均可发病，无明显性别差异，临床上表现为头痛、呕吐、视物模糊，以及视盘水肿及眼球震颤等。松果体肿瘤分类：①松果体细胞瘤（WHO 1 级），成人多见；②中分化松果体实质细胞肿瘤（WHO 2～3 级）；③松果体区乳头状肿瘤（WHO 2～3 级）；④松果体母细胞瘤（WHO 4 级），儿童多见；⑤松果体区促纤维增生性黏液样肿瘤，SMARCB1 突变型。

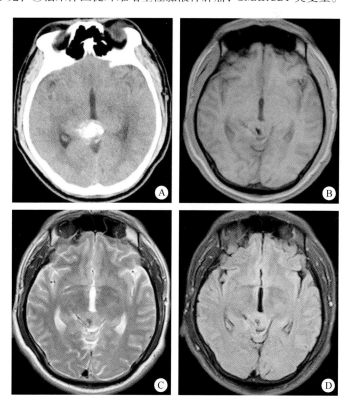

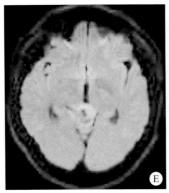 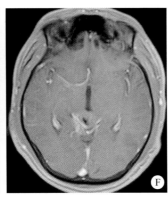

图 6-15 松果体细胞瘤

CT 示松果体区团块状高密度影（A）。MRI 示松果体区团块影：T_1WI 呈等、稍低信号（B）；T_2WI 呈不均匀稍高信号（C）；T_2-FLAIR 呈稍高信号（D）；DWI（b 值 = 1000s/mm^2）呈稍高信号（E）；T_1WI 增强呈不均匀轻中度强化（F），各序列病灶中心均可见小片状低信号影（B～F）（图片由首都医科大学宣武医院提供）

【影像表现】

1. 好发部位　起源于松果体实质。

2. CT　WHO 1～2 级肿瘤，为均匀等或稍高密度，边界清晰，内可见散在钙化及小囊变区，增强扫描轻至中度强化；WHO 3～4 级肿瘤，为低密度影，可见散在钙化，也可合并出血、坏死、囊变而导致病灶内密度不均匀，边界稍模糊，增强扫描表现为不均匀明显强化。

3. MRI　WHO 1～2 级肿瘤，信号较均匀，T_1WI 呈等、低信号，T_2WI 呈高信号，瘤内出血、坏死、囊变少见，增强扫描中度至明显强化；WHO 3～4 级肿瘤 T_1WI 以低信号为主，瘤内出现坏死或出血时，可见更低或高信号，T_2WI 呈不均匀高信号；增强扫描表现为不均匀明显强化。

【鉴别诊断】

1. 生殖细胞瘤 强化较松果体肿瘤明显；生殖细胞瘤常推压钙化的松果体使之移位，生殖细胞瘤钙化多为中心性钙化，而松果体肿瘤的钙化多为爆裂样钙化，多位于周边；生殖细胞瘤可随脑脊液播散，部分患者可见多灶性病变。

2. 畸胎瘤 密度及信号混杂，典型病例可见脂肪及钙化影；松果体肿瘤密度及信号较均一，钙化及脂肪成分相对少见。

二、生殖细胞瘤

【典型病例】

患儿，女，14岁，间断头痛1月余（图6-16）。

【临床概述】

生殖细胞瘤（germinoma）属于恶性肿瘤，占原发颅内肿瘤的0.5%～2%；多见于儿童和青少年，成人少见；可沿室管膜和脑脊液播散；发生于松果体区或第三脑室后部的肿瘤，表现为双眼上视运动障碍和性早熟，还可压迫中脑导水管和室间孔，引起脑积水，

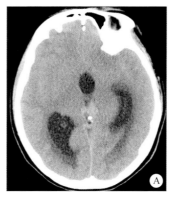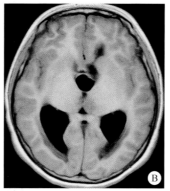

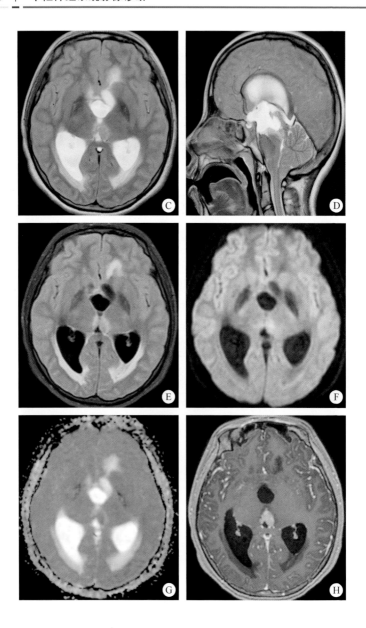

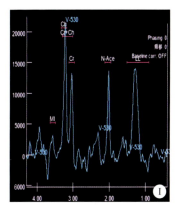

图 6-16 生殖细胞瘤

CT 示第三脑室后缘不规则稍高密度影，幕上脑室系统扩张及周围间质性水肿（A）。
MRI 示第三脑室后缘病变：T₁WI 呈稍高信号（B）；T₂WI 横断位（C）及矢状位（D）
呈稍高信号；T₂-FLAIR 呈稍高信号（E）；DWI（b 值 =1000s/mm²）呈稍高信号（F）；
ADC 图呈低信号（G）；T₁WI 增强呈明显强化（H）；MRS 示病灶 Cho 峰升高，
Cho/Cr 比值增大（I）

临床表现为颅内压增高症状；发生于鞍区的肿瘤，表现为视交叉受
压导致视力下降，累及垂体柄可引起垂体功能低下及多饮、多尿等
内分泌紊乱症状；发生于脑组织深部的肿瘤，可出现偏瘫、偏盲和
偏身感觉障碍的"三偏症状"。

【影像表现】

1. 好发部位 好发于松果体区，其次为鞍上池、丘脑和基底节区。

2. CT 平扫表现为不规则、较为均匀的稍高密度肿块影；多无
明显的出血、坏死、囊变及钙化；边界清晰，瘤周水肿较轻；增强
扫描多数呈明显均匀强化。

3. MRI T₁WI 呈较均匀的等信号或稍低信号肿块影，T₂WI 呈较
均匀的等或稍高信号；边界清晰，周围水肿较轻；增强扫描呈明显
均匀强化；DWI 呈高信号，ADC 图呈低信号；MRS 表现为 Cho 峰

明显增高，NAA 峰降低，Cr 峰降低。

【鉴别诊断】

1. 松果体肿瘤　松果体肿瘤的钙化多为爆裂样钙化，多位于周边；生殖细胞瘤常推压钙化的松果体使之移位。

2. 畸胎瘤　内部成分复杂，常见脂肪、钙化和囊变；当畸胎瘤内脂肪、钙化较少时，两者鉴别较困难。

【重点提醒】

生殖细胞瘤可多发，当患儿鞍上池、基底节区、脑室或脑实质其他部位同时存在肿瘤性病变时，应首先考虑生殖细胞瘤。

第六节　神经鞘瘤

【典型病例】

患者，男，53 岁，头痛 15 日余（图 6-17）。

【临床概述】

神经鞘瘤（schwannoma）为脑神经或脊神经鞘施万细胞来源的肿瘤，可发生于任何年龄，以 40 ～ 70 岁多见。临床表现为脑桥小脑角综合征，即病侧听神经、面神经、三叉神经受损及小脑症状。肿瘤压迫第四脑室，脑脊液循环受阻出现颅内高压症状。

【影像表现】

1. 好发部位　最常见于脑桥小脑三角区（听神经来源），骑跨颅中窝、颅后窝的（三叉神经来源）较少见，也可以源于其他脑神经。

2. CT　听神经瘤常呈锥形，肿瘤长轴与听神经走行方向一致，三叉神经瘤常呈哑铃形，可伴钙化、骨性神经管扩大。平扫多为低密度或等密度肿块，病灶较大时可发生囊变、坏死；边界清晰；增强扫描病灶实性部分、囊壁及分隔明显强化，囊性部分不强化。

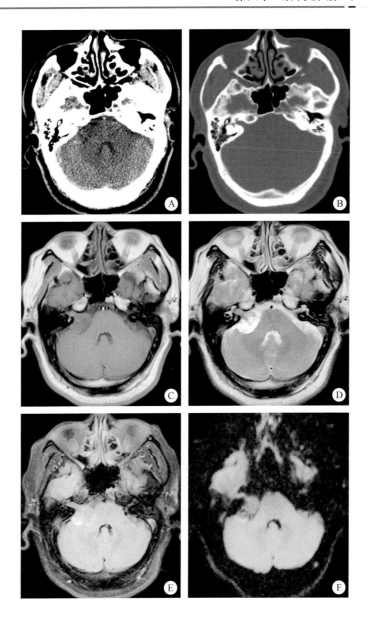

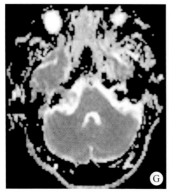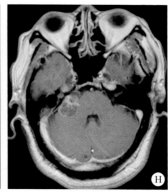

图 6-17　右侧听神经瘤

CT 示右侧脑桥小脑三角区不规则稍低密度影，边界欠清，邻近脑组织受压、移位（A）；骨窗显示右侧内听道稍扩大（B）。MRI 示右侧脑桥小脑三角区病变：T_1WI 呈稍低信号（C）；T_2WI 呈稍高信号（D）；T_2-FLAIR 呈等、高信号影，其内见线状分隔影，与同侧听神经分界不清，听神经增粗（E）；DWI（b 值 =1000s/mm^2）呈低信号（F）；ADC 图呈等、高信号（G）；T_1WI 增强实性部分及囊壁、分隔呈明显强化，囊性部分未见确切强化，同侧听神经增粗、强化（H）

3. MRI　T_1WI 呈等、稍低信号，T_2WI 呈稍高信号；周围水肿少见；肿瘤较小时信号通常较均匀，增强扫描呈均匀明显强化；肿瘤较大出现囊变、坏死时，呈不均匀强化。

【鉴别诊断】

1. 脑膜瘤　囊变较少的听神经瘤须与发生在脑桥小脑三角区的脑膜瘤相鉴别；脑膜瘤不以内听道口为中心，不引起内听道扩大，多会引起邻近颅骨的增生硬化，钙化多见。

2. 表皮样囊肿　囊变的听神经瘤须与脑桥小脑三角区表皮样囊肿相鉴别；表皮样囊肿 DWI 呈高信号，ADC 图呈低信号，为其特征性表现，而听神经瘤的囊性部分 DWI 信号不高，ADC 图呈等或高信号；增强扫描时，表皮样囊肿不强化，听神经瘤实性部分、囊壁及分隔明显强化，囊性部分不强化。

第七节 脑 膜 瘤

【典型病例】

患者，女，73 岁，头晕 1 周（图 6-18）。

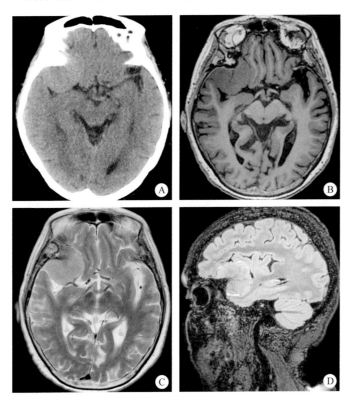

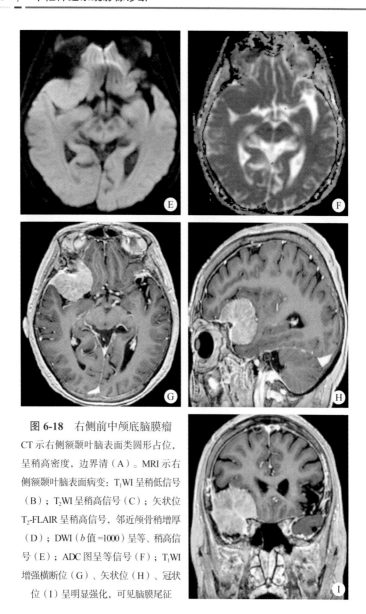

图 6-18　右侧前中颅底脑膜瘤

CT 示右侧额颞叶脑表面类圆形占位，呈稍高密度，边界清（A）。MRI 示右侧额颞叶脑表面病变：T_1WI 呈稍低信号（B）；T_2WI 呈稍高信号（C）；矢状位 T_2-FLAIR 呈稍高信号，邻近颅骨稍增厚（D）；DWI（b 值 =1000）呈等、稍高信号（E）；ADC 图呈等信号（F）；T_1WI 增强横断位（G）、矢状位（H）、冠状位（I）呈明显强化，可见脑膜尾征

【临床概述】

脑膜瘤（meningeoma）是颅内最常见的脑膜起源肿瘤之一，占原发颅内肿瘤的 15%，主要起源于蛛网膜帽状细胞，少数脑膜瘤可来源于硬膜的成纤维细胞、蛛网膜和脉络膜。大多数脑膜瘤为良性，少数亚型为恶性，良性脑膜瘤生长缓慢；脑膜瘤多见于中年人，40～60 岁好发，女性稍多见。大多数患者临床症状不明显。

【影像表现】

1. 好发部位　大多数发生于额、顶部大脑凸面和矢状窦旁，亦可发生于蝶骨嵴、嗅沟、外侧裂及鞍旁，少数可发生于幕下。

2. CT　多表现为脑表面圆形或类圆形肿块，位于蝶骨嵴的脑膜瘤常呈扁平状；肿瘤基底附着于脑膜，多为均匀等密度或稍高密度影，可伴有坏死、囊变及钙化，甚至整个瘤体钙化；病灶边界清晰，瘤周水肿多不明显，但高级别脑膜瘤周围水肿比较常见；部分病灶邻近的颅骨可出现增生、硬化改变。增强扫描明显均匀强化，病灶较大或出现钙化时，强化通常不均匀，可见"脑膜尾征"。

3. MRI　脑膜瘤大多数表现为较为均匀的 T_1WI 等、低信号，T_2WI 等或略高信号；弥漫钙化性脑膜瘤在 T_1WI、T_2WI 上均呈低信号；增强扫描呈明显均匀强化，肿瘤出现钙化、囊变、坏死时，呈不均匀强化，邻近脑膜可见光滑细长的强化影，即"硬脑膜尾征"；多数病灶边界清晰，周围水肿不明显；高级别脑膜瘤边界不清，瘤周水肿及占位效应明显。DWI 因组织成分不同而表现多样，无特征性表现。MRS 表现为 Cho 峰明显增高，无 NAA 峰，Cr 峰降低，在 1.47ppm 处可出现 Ala 峰，其被认为是脑膜瘤的特征峰。

【鉴别诊断】

1. 听神经瘤　发生于脑桥小脑三角区的脑膜瘤须与听神经瘤相鉴别（鉴别要点见本章第六节"神经鞘瘤"的鉴别诊断部分）。

2. 侧脑室脉络丛乳头状瘤　主要发生于儿童，表面常呈颗粒状，由于脑脊液分泌过多，表现为脑室普遍扩大；脑膜瘤是成人侧脑室最常见的肿瘤，好发于侧脑室三角区，边缘比较光滑，多表现为同侧侧脑室颞角扩大。

3. 侧脑室室管膜瘤　主要发生于儿童，CT密度和MR信号常不均匀；增强扫描呈不均匀强化；而脑膜瘤常见于中年人，CT密度和MR信号比较均匀，呈较均匀显著强化。

4. 孤立性纤维性肿瘤　颅内孤立性纤维性肿瘤较罕见，发生位置与脑膜瘤的发生位置相似（鉴别要点见本章第八节"孤立性纤维性肿瘤"的鉴别诊断部分）。

【重点提醒】

脑膜瘤邻近的脑膜通常增厚，增强扫描后会出现线条样强化，且强化程度会向外逐渐减弱变细，超出肿瘤与硬膜相连的范围，这一影像表现即脑膜尾征。脑膜尾征并非脑膜瘤所特有，来源于脑膜的病变或邻近脑膜的肿瘤、病变等累及脑膜，均可出现脑膜尾征。

第八节　间叶性非脑膜上皮来源的肿瘤

一、孤立性纤维性肿瘤

【典型病例】

患者，女，70岁，左耳听力下降6个月，吞咽困难3个月（图6-19）。

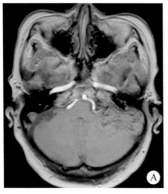
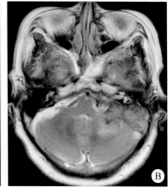

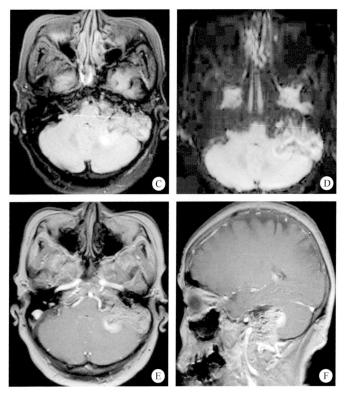

图 6-19 孤立性纤维性肿瘤（WHO 3 级）

MRI 示左侧脑桥小脑三角区团块样病灶：T_1WI 呈混杂稍低信号（A）；T_2WI 呈稍高信号（B）；T_2-FLAIR 呈等、稍高信号（C）；DWI（b 值 =1000s/mm²）病灶边缘呈高信号（D）；T_1WI 增强横断位（E）和矢状位（F）呈明显不均匀强化（图片由首都医科大学宣武医院提供）

【临床概述】

颅内孤立性纤维性肿瘤（intracranial solitary fibrous tumor，ISFT）是一种临床少见的间叶性非脑膜上皮来源的肿瘤，为 WHO 1～3 级，约占全身孤立性纤维性肿瘤（SFT）的 11% 及颅内脑膜相关肿瘤的 0.09%。ISFT 是一种交界性肿瘤，其中大部分为良性，10% ~ 20% 为恶性或潜在恶性。ISFT 可发生于任何年龄，发病高峰年龄为 51 ~ 60 岁，无性别差异。临床表现与肿瘤的大小、部位及良恶性有关，主要表现为肿瘤占位征象和颅内高压征象。最常见症状为头痛，其次为共济失调、视力损害、脑神经功能紊乱、呕吐等。

【影像表现】

1. 好发部位　颅底、矢状窦、大脑镰旁、小脑幕和静脉窦附近。

2. CT　呈类圆形或分叶状单发肿块，平扫呈等或略高密度，囊变、坏死区呈低密度，钙化少见，边界清晰；增强扫描实性部分呈明显强化，囊变、坏死区无强化。

3. MRI　T_1WI 呈等或稍低信号，T_2WI 呈等或稍高信号，内夹杂斑片状低信号；T_2WI 低信号可能代表瘤内致密排列的胶原纤维，稍高信号代表富肿瘤细胞区，高信号代表肿瘤黏液变性、坏死及血管间质，这种 T_2WI 的高、低混杂信号被称为"阴阳征"；肿瘤内可见血管流空信号；增强扫描，肿瘤呈不均匀明显强化，T_2WI 低信号对应区域明显强化为其特征，被称为"黑白反转"。

【鉴别诊断】

脑膜瘤：典型的脑膜瘤多为类圆形，边缘光整，分叶少见；瘤内 CT 密度和 MRI 信号较均匀，出血或囊变少见，钙化常见；肿瘤多以宽基底与硬脑膜相连，"脑膜尾征"常见；邻近颅骨的改变以增生、硬化或吸收为主。

二、血管母细胞瘤

【典型病例】

患者，女，46 岁，头痛、头晕 1 月余（图 6-20）。

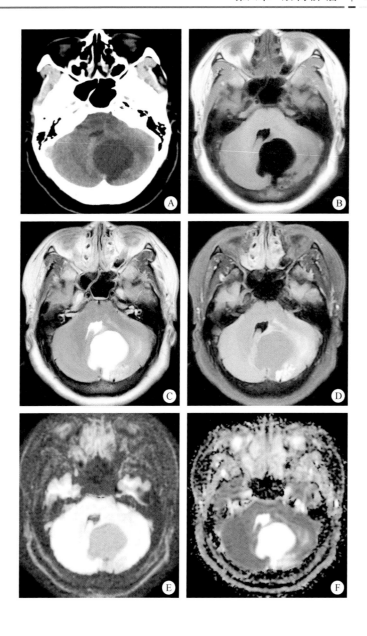

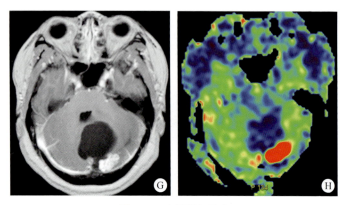

图 6-20　血管母细胞瘤

CT 示左侧小脑半球低密度病变，第四脑室受压变窄（A）。MRI 示左侧小脑半球囊实性病变：T_1WI 呈低信号（B），T_2WI 以高信号为主，后缘可见稍高信号的实性病灶（C）；T_2-FLAIR 实性部分呈高信号，囊性部分呈低信号，灶周水肿呈稍高信号（D）；DWI（b 值 =1000s/mm^2）囊性及实性部分均呈低信号（E）；ADC 图呈高信号（F）；T_1WI 增强囊性部分不强化，实性部分明显强化（G）；ASL 示病灶实性部分呈高灌注（H）

【临床概述】

　　血管母细胞瘤（hemangioblastoma）是中枢神经系统血管源性良性肿瘤，WHO 1 级，为成人颅后窝最常见的原发性脑内肿瘤。肿瘤可发生于任何年龄，以 30 ～ 40 岁多见；约 25% 的病例与希佩尔 - 林道（von Hippel-Lindau）综合征有关。临床表现多为头痛、眩晕、平衡失调等。

【影像表现】

　　1. 好发部位　好发于中线旁小脑半球。

　　2. CT　典型表现为小脑半球的大囊小结节样病变，囊性部分呈低密度，实性结节呈等密度；肿瘤边界清晰，灶周水肿轻或无；出血、钙化罕见；增强扫描壁结节均匀明显强化。

　　3. MRI　囊腔 T_1WI 呈低信号，T_2WI 呈高信号，囊壁光滑，边界清晰；壁结节 T_1WI 呈等信号，T_2WI 呈稍高信号，其内或邻近脑组织可见异常血管流空影具有高度诊断意义。增强扫描，壁结节呈均匀明显强化。

【鉴别诊断】

1. 毛细胞型星形细胞瘤　儿童多见，一般壁结节较大，无血管流空效应；增强扫描，壁结节的强化程度弱于血管母细胞瘤。

2. 转移　多有原发肿瘤病史，好发于皮髓交界处，瘤周水肿明显；增强扫描，大多呈环形强化，且强化不均匀，无血管流空效应。

【重点提醒】

肿瘤实性部分及囊腔周围的异常血管流空效应是血管母细胞瘤与其他脑内囊实性肿瘤的重要鉴别点之一。

三、脊　索　瘤

【典型病例】

患者，男，53 岁，反复头晕 2 月余（图 6-21）。

【临床概述】

脊索瘤（chordoma）是起源于原始脊索颅侧端残余的罕见恶性骨肿瘤，为残存脊索组织过度增生的病变，具有局部侵袭性和破坏性；以骶尾部最多见，颅内次之。

颅内脊索瘤主要发生于斜坡和鞍区，占颅内原发性肿瘤的 0.2% 以下，可发生于任何年龄，以 20～50 岁多见；儿童发病率 < 5%，无明显性别差异。颅内脊索瘤临床表现多为复视、头痛、颈痛、脑神经功能障碍等，如果累及鼻窦或鼻咽部，可引起鼻塞或咽部不适等症状。

本部分仅阐述颅内脊索瘤相关内容。

【影像表现】

1. 好发部位　主要发生于斜坡和鞍区。

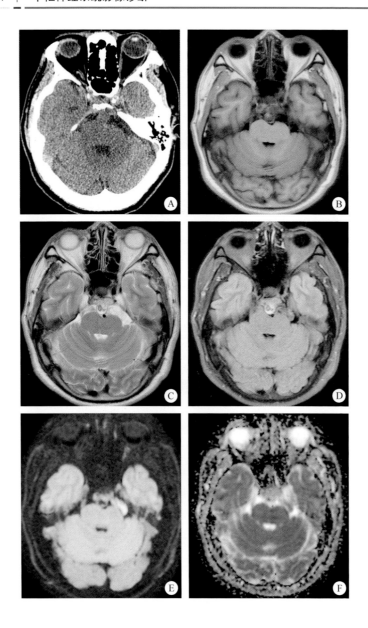

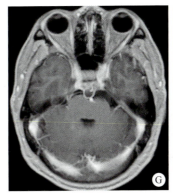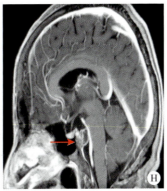

图 6-21 脊索瘤

CT 示桥前池低密度影，内见结节样等密度影（A）。MRI 示桥前池病变：T_1WI 呈低信号（B）；T_2WI 呈稍高、高信号（C）；T_2-FLAIR 呈稍高、高信号（D）；DWI（b 值 = 1000s/mm²）病灶呈等、低信号（E）；ADC 图呈等、稍高信号（F）；T_1WI 增强横断位（G）和矢状位（H）病灶呈不均匀强化（红色箭头），病灶与斜坡上缘及鞍背关系密切

2. CT　肿瘤呈类圆形、分叶状或不规则状；呈等密度或稍高密度，常见斑片状或斑点状钙化，并可见斜坡、蝶鞍骨质破坏；边界清晰；增强扫描呈不均匀强化。

3. MRI　T_1WI 呈等、低信号，T_2WI 呈不均匀高信号；T_1WI 显示斜坡、鞍背、后床突正常骨髓高信号被中等肿瘤信号代替，T_2 脂肪抑制成像能够清晰显示病变范围；增强扫描，肿瘤性部分呈不均匀强化，典型者呈蜂房样强化；MR 动态增强扫描表现为缓慢逐渐持续强化。

【鉴别诊断】

1. 鼻咽癌　软组织肿块主要位于鼻咽部，向周围生长侵犯，颅底会出现溶骨性骨质破坏；肿瘤出血、囊变、钙化少见；增强扫描明显强化，对放疗敏感。

2. 颅咽管瘤　位于鞍上区，边缘蛋壳样钙化为其特征性表现，斜坡一般不受累；增强扫描，实性部分可呈均匀或不均匀强化，囊变区呈环形强化。

3. 垂体腺瘤　鞍内向下生长、破坏颅底骨质的垂体腺瘤须与脊索瘤相鉴别：脊索瘤常见钙化，而垂体腺瘤钙化罕见；T_2WI 示脊索瘤为不均匀高信号，而垂体腺瘤呈稍高信号；MR 动态增强扫描示脊索瘤缓慢逐渐持续强化，而垂体腺瘤表现为快进快出的强化特点。

第九节　淋　巴　瘤

【典型病例】

患者，男，67 岁，头痛 9 天余（图 6-22）。

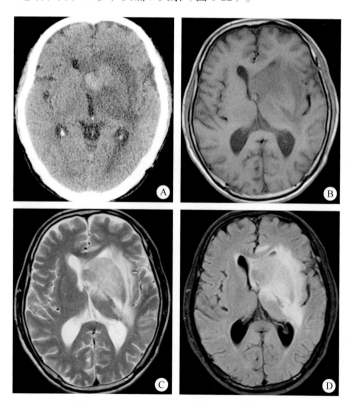

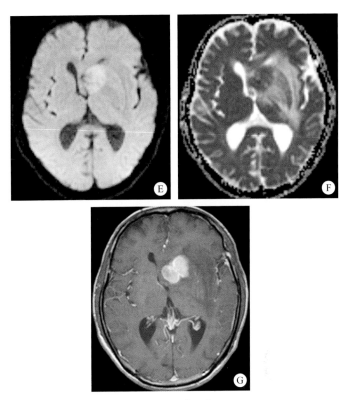

图 6-22 淋巴瘤

CT 示左侧额叶、颞岛叶、基底节区、侧脑室体旁稍高密度影，周围见片状稍低密度影，边界模糊（A）。MRI 示左侧额叶、颞岛叶、基底节区、侧脑室体旁病变：T_1WI 呈稍低信号（B）；T_2WI 呈稍高信号（C）；T_2-FLAIR 呈高信号，周围见水肿信号，左侧侧脑室受压变窄，连同中线向右侧偏（D）；DWI（b 值 =1000s/mm^2）呈稍高信号（E）；ADC 图呈稍低信号（F）；T_1WI 增强呈明显均匀强化，周围水肿带未见明显强化（G）

【临床概述】

中枢神经系统淋巴瘤（lymphoma of central nervous system）分为原发性和继发性，原发性是指中枢神经系统外无淋巴瘤存在而仅存在于中枢神经系统内的淋巴瘤，多位于脑内；继发性中枢神经系统淋巴瘤实际上是系统性淋巴瘤（非霍奇金淋巴瘤和霍奇金淋巴瘤）的中枢神经系统侵犯。脑原发性淋巴瘤几乎均为非霍奇金淋巴瘤，绝大多数为 B 淋巴细胞来源；占新诊断脑肿瘤的 3%～4%，结外淋巴瘤的 4%～6%；常出现于有免疫缺陷的患者；任何年龄均可发病，中位发病年龄 65 岁。临床表现多为头痛、恶心、呕吐、颅内压增高等，无特征性。

【影像表现】

1. 好发部位　肿瘤以幕上分布为主，好发于额叶、颞叶、基底节、胼胝体及脑室周围白质，可单发或多发，以多发病灶较多见。淋巴瘤亦可呈弥漫性浸润性生长，此种类型常发生于大脑深部或脑底部；肿瘤也可从胼胝体向两侧广泛浸润，累及双侧大脑半球。

2. CT　平扫，肿瘤多呈不规则稍高密度或等密度肿块，且密度较均匀；其内一般无钙化，出血罕见；肿瘤边缘常欠清晰，肿瘤周围水肿及占位效应一般较轻；增强扫描时病灶均呈较均匀明显强化。发生于免疫缺陷患者的淋巴瘤可呈环形强化，弥漫浸润性淋巴瘤呈不均匀强化或部分强化。

3. MRI　T_1WI 呈等或稍低信号，T_2WI 常为与灰质相似的等信号或明显低于周围水肿的稍高信号；DWI 多呈高信号，ADC 图呈低信号；肿瘤边界清晰，周围水肿及占位效应一般较轻；增强扫描呈较均匀明显强化，可见"尖角征""脐凹征"强化，发生于免疫缺陷患者的淋巴瘤可呈环形强化，弥漫浸润性淋巴瘤呈不均匀强化或部分强化；PWI/ASL 肿瘤多呈低灌注。MRS 表现为 Cho 峰增高，NAA 峰及 Cr 峰降低，并出现高耸的 Lip 峰，Cho/NAA 比值及 Cho/Cr 比值升高；病灶内坏死时，可出现 Lac 峰。

【鉴别诊断】

1. 高级别脑胶质瘤　密度或信号不均匀，灶周水肿及占位效应明显；增强扫描呈花环状及结节样明显强化；PWI/ASL 呈高灌注，瘤周水肿区域可见肿瘤浸润。淋巴瘤密度或信号均匀，增强扫描呈均匀明显强化，PWI/ASL 呈低灌注。

2. **转移瘤**　多灶性脑内原发淋巴瘤须与转移瘤相鉴别，转移瘤通常有原发恶性肿瘤；转移瘤好发于皮髓交界区，而淋巴瘤好发于近中线脑室周围；脑转移瘤周围水肿明显，占位效应显著，而淋巴瘤周围水肿和占位效应较轻；脑转移瘤多呈环形强化，而淋巴瘤通常呈均匀强化；MRS 转移瘤缺乏 NAA 峰和 Cr 峰，淋巴瘤表现为 NAA 峰降低但并不消失。

3. **脑膜瘤**　位于大脑凸面靠近脑表面的原发淋巴瘤，由于明显均匀强化，须与脑膜瘤相鉴别。脑膜瘤具有更多的脑外肿瘤征象，如肿瘤以宽基底与硬脑膜相连，肿瘤周围皮质受压、变形、移位及相邻脑白质扭曲变形，而淋巴瘤为脑内肿瘤，无脑外肿瘤征象；脑膜瘤内可有钙化，而原发淋巴瘤一般无钙化；脑膜瘤无 NAA 峰，Cho 峰明显增高，而淋巴瘤 NAA 峰降低但并不消失。

第十节　鞍区肿瘤

一、颅咽管瘤

【典型病例】

患者，男，61 岁，头痛 2 月余（图 6-23）。

【临床概述】

颅咽管瘤（craniopharyngioma，CP）是位于鞍区或鞍旁区的生长缓慢的中枢神经系统良性肿瘤，WHO 1 级；约占颅内肿瘤 5%，鞍区肿瘤的 1/3。颅咽管瘤起源于颅咽管上皮细胞或拉特克（Rathke）囊的残留（造釉型）或由原始口凹残留的鳞状上皮细胞化生而来（乳头型），是最常见的非神经上皮来源的颅内肿瘤。发病年龄呈双峰分布，5～15 岁儿童和 45～60 岁成年人为高发人群；2/3 的病例发生于 20 岁以前，

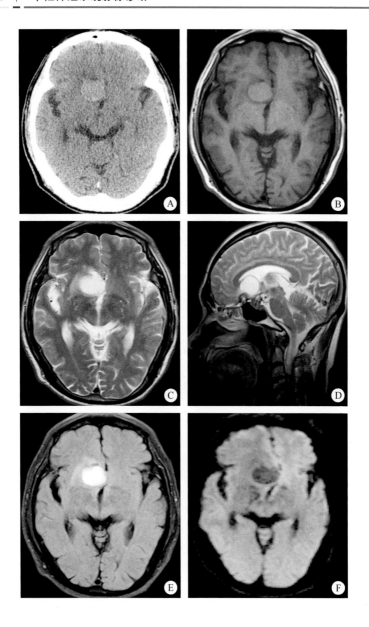

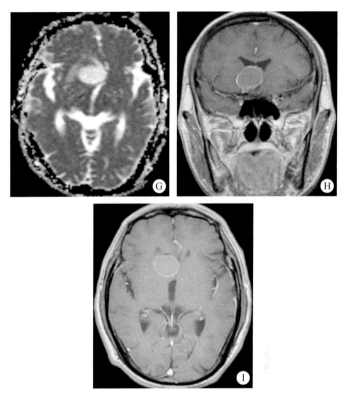

图 6-23 颅咽管瘤

CT 示鞍上偏右侧类圆形稍高密度影，边界较清（A）。MRI 示鞍上偏右侧类圆形病变：
T_1WI 呈等信号（B）；T_2WI 横断位（C）及矢状位（D）呈高信号；T_2-FLAIR 呈高信号（E）；
DWI（b 值 =1000s/mm^2）呈低信号（F）；ADC 图呈稍高信号（G）；T_1WI 增强冠状位（H）
和横断位（I）病灶呈环形强化

占儿童及青少年鞍区肿瘤的 50% 以上。临床表现儿童以发育障碍、颅
内压增高为主，成人以视野、视力障碍，精神异常及垂体功能低下
为主。肿瘤分为囊性（儿童多见）、实性（成人多见）、囊实性（主
要类型）。

【影像表现】

1. 好发部位　可于垂体-下丘脑轴的任何一点发生，并沿此轴发展；病变可位于鼻咽后壁、蝶窦、鞍内、鞍上及第三脑室前部，以鞍上多见；约50%的肿瘤起源于第三脑室底水平的漏斗和（或）灰结节区域，主要向第三脑室发展。

2. CT　肿瘤呈圆形或类圆形，少数为分叶状；囊性部分表现为稍高于脑脊液密度的囊性占位，边缘蛋壳样钙化是其特征性表现；实性部分多为等或稍高密度；囊实性，实性部分呈等或稍高密度，囊壁可钙化。

3. MRI　肿瘤实性部分，T_1WI呈等或稍低信号、T_2WI呈稍高信号，T_2WI稍高信号背景下可见散在点状等、低信号；囊性部分信号复杂，这与囊内容物成分（总蛋白、胆固醇、高铁血红蛋白、钙盐）有关，T_1WI可以呈高、等、低或混杂信号，T_2WI以高信号多见，但钙化为低信号；边界清晰，周围水肿较轻；增强扫描，肿瘤实性部分呈均匀或不均匀明显强化且伴颗粒感，囊壁呈壳状强化；DWI无弥散受限；PWI/ASL囊性颅咽管瘤呈低灌注表现，实性颅咽管瘤和肿瘤的实性部分呈高灌注。

【鉴别诊断】

1. 垂体腺瘤　向鞍上生长且合并出血、坏死或囊变时，须与颅咽管瘤相鉴别。垂体腺瘤表现为蝶鞍扩大，正常垂体常不能显示，肿瘤内钙化少见；而颅咽管瘤由鞍上向鞍内生长，可压迫鞍隔下陷，使垂体变扁，但垂体信号可显示，颅咽管瘤钙化常见，可呈典型的"蛋壳样"钙化。

2. 生殖细胞瘤　常表现为实性肿块，CT密度和MR信号均匀，无明显的出血、坏死、囊变，钙化少见，且为明显均匀强化，不伴颗粒感。

二、垂体腺瘤

【典型病例】

患者，女，72岁，头晕、眩晕1月余（图 6-24）。

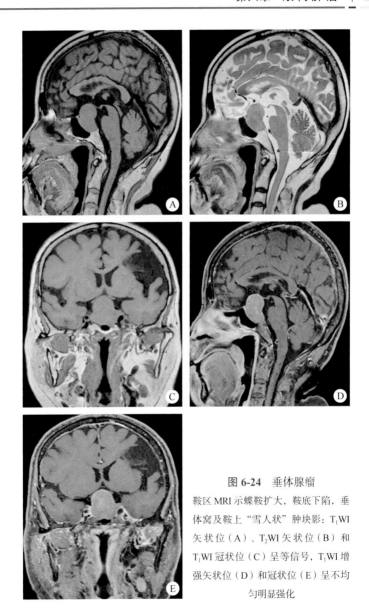

图 6-24　垂体腺瘤

鞍区 MRI 示蝶鞍扩大，鞍底下陷，垂体窝及鞍上"雪人状"肿块影：T_1WI 矢状位（A）、T_2WI 矢状位（B）和 T_1WI 冠状位（C）呈等信号，T_1WI 增强矢状位（D）和冠状位（E）呈不均匀明显强化

【临床概述】

垂体腺瘤（pituitary adenoma）起源于垂体前叶，是最常见的垂体肿瘤，也是鞍区最常见的肿瘤之一，多为 WHO 1 级，约占原发颅内肿瘤的 10%，好发于成年人。临床表现包括压迫症状，如视力障碍、垂体功能低下、阳痿、头痛等；内分泌功能异常，如泌乳素腺瘤导致的闭经、泌乳，生长激素腺瘤导致的肢端肥大，促肾上腺皮质激素腺瘤导致的库欣病等。影像学上根据肿瘤大小将其分为：①肿瘤直径< 10mm，称为微腺瘤；② 10mm ≤肿瘤直径≤ 40mm，称为大腺瘤；③肿瘤直径> 40mm，称为巨大腺瘤。

【影像表现】

1. 好发部位　大多数位于鞍内，少数可向上生长突破鞍隔侵及鞍上池，或向下突破鞍底。

2. CT　平扫很难显示垂体微腺瘤，冠状位薄层增强扫描可以帮助观察，但目前多为鞍区 MRI 扫描所替代；颅底冠状位重建可观察鞍底骨质变薄、凹陷。垂体大腺瘤为圆形、分叶状或不规则形肿块，平扫大多数为等密度，亦可为略高密度或低密度；钙化很少见；边界清晰；瘤周水肿无或较轻；增强扫描，垂体大腺瘤多呈均匀明显强化，少部分呈不均匀强化，坏死、液化区不强化，极少数呈环形强化。

3. MRI　①垂体微腺瘤：多采用冠状面和矢状面薄层（< 3mm）检查；微腺瘤 T_1WI 呈低信号，多位于垂体一侧，伴出血时为高信号，微腺瘤 T_2WI 呈高信号或等信号；由于肿瘤较小，多须间接征象提示，如垂体高度增加、上缘膨隆和垂体柄偏斜等；增强扫描早期，肿瘤信号低于垂体信号，增强扫描后期肿瘤信号稍低于、等于或高于垂体信号。②垂体大腺瘤：表现为鞍内肿瘤向鞍上生长，T_1WI 和 T_2WI 信号与脑灰质相似或略低，垂体多不显示；肿瘤发生坏死、囊变、出血，表现为信号不均匀；肿瘤向鞍上生长受鞍隔束缚，冠状面显示呈葫芦状，即"束腰征"；视交叉常受压变扁和上移；肿瘤还可向鞍旁、蝶

窦生长；增强扫描，肿瘤呈均匀或不均匀明显强化。

【鉴别诊断】

1. 拉特克（Rathke）囊肿 病灶位于腺垂体和神经垂体之间，体积较小，周围可见垂体影；CT 呈等、低或混杂密度，少数可呈高密度，无钙化；T_1WI 可呈高、等、低或混杂信号，T_2WI 多数呈低信号，少数呈等、高或混杂信号；增强扫描无明显强化，增强扫描后少数囊壁可见轻度强化，周围可见明显强化的垂体影。

2. 鞍区脑膜瘤 病变中心多位于鞍结节或鞍旁；形态多为类圆形、分叶状或不规则形；CT 呈等密度或略高密度；T_1WI 呈等或略低信号，T_2WI 呈等或略高信号，多数信号均匀，增强扫描后病灶呈明显均匀强化，可见局部骨质改变及脑膜尾征，蝶鞍形态正常，其内可见垂体影。

3. 颅咽管瘤 病变多位于鞍上，呈囊性或囊实性；蛋壳样钙化为其主要特征；MRI 增强，实性部分明显强化且呈颗粒感；不易侵犯海绵窦和视交叉神经，肿瘤长轴常垂直于鞍底稍向后倾斜。

【重点提醒】

高分辨率 MR 检查是诊断垂体微腺瘤的最佳检查方法，但仍有部分病例由于肿瘤很小，未引起垂体形态和邻近解剖结构的异常，以及肿瘤的密度和信号与正常垂体腺相同，故很难在影像学上显示，因此需要结合临床及内分泌检查综合判断。

第十一节 转移性肿瘤

一、脑实质的转移性肿瘤

【典型病例】

患者，男，56 岁，有胃癌病史（图 6-25）。

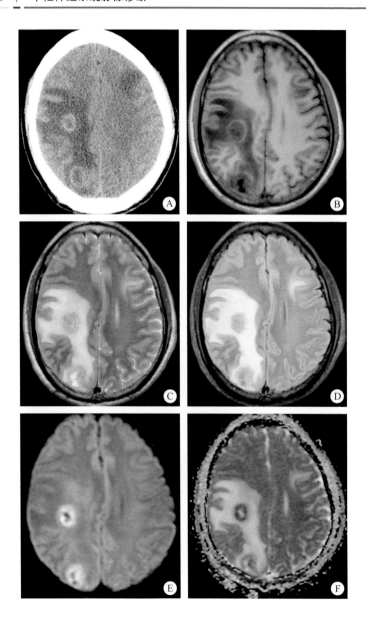

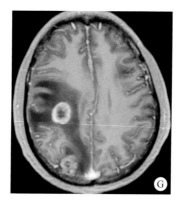

图 6-25 脑实质多发转移瘤

CT 示双侧大脑半球多发环形稍高密度影，病灶边缘大片状低密度水肿（A）。MRI 示双侧大脑半球多发病变，T_1WI 呈环形等信号（B），T_2WI 呈环形稍高信号（C）；T_2-FLAIR 呈混杂信号，病灶周围大片状水肿带（D）；DWI（b 值 =1000s/mm^2）呈环形高信号（E）；ADC 图呈低信号（F）；T_1WI 增强呈环形明显强化（G）

【临床概述】

脑转移瘤（metastatic tumor）为其他部位的恶性肿瘤血行转移至颅内，原发肿瘤以肺癌及乳腺癌最常见，恶性肿瘤脑转移发生率高达 25% ～ 30%。脑转移瘤常见于中老年患者，45 岁以上者占 80%。亚急性或急性起病，表现为头痛、呕吐、肢体无力或运动障碍、精神症状、共济失调、抽搐、视盘水肿等。

【影像表现】

1. 好发部位　好发于幕上脑实质，其中以额叶与顶叶最常见，多位于皮髓质交界区。

2. CT　常为脑皮髓交界区类圆形肿块或结节，密度常接近脑实质；若有囊变、坏死及出血，表现为混杂密度；边界清晰，灶周见明显的水肿，呈"指状"累及皮质下白质，"小病灶大水肿"是其典型表现。增强扫描，呈多发结节状、点状及环形强化。

3. MRI　T_1WI 呈等或稍低信号，合并亚急性期出血或黑色素瘤转移呈高信号，T_2WI 转移瘤呈高信号；DWI 呈高信号，ADC 图呈低信号，周围水肿广泛，占位效应明显；增强扫描，转移灶呈明显强化，典型表现为多发结节状、点状及环形强化；PWI/ASL 显示为高灌注；MRS 表现为 Cho 峰明显升高，无 NAA 峰，Cr 峰明显降低或缺失。

【鉴别诊断】

1. 高级别胶质瘤　须与颅内单发转移瘤相鉴别，前者多位于脑深部白质，范围较转移瘤更大，瘤周水肿不如转移瘤明显，增强扫描常呈不规则厚壁环形强化，瘤内 NAA 峰降低并不消失，瘤周水肿带 Cho 峰升高；转移瘤好发于皮髓交界区，瘤内缺乏 NAA 峰和 Cr 峰，瘤周水肿带 Cho 峰无增高。

2. 脑脓肿　多有感染症状和体征，强化的壁较光滑，抗感染治疗有效；脑脓肿的脓腔 DWI 呈明显高信号，ADC 图呈低信号；转移瘤坏死区域 DWI 呈低信号，ADC 图呈等或高信号。

二、脑膜转移瘤

【典型病例】

病例一　患者，女，38 岁，乳腺癌病史，头痛 2 天（图 6-26A ～ C）。

病例二　患者，男，45 岁，肺癌病史，头痛 1 天（图 6-26D ～ F）。

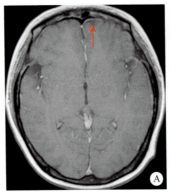
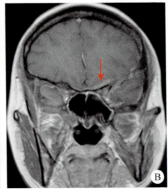

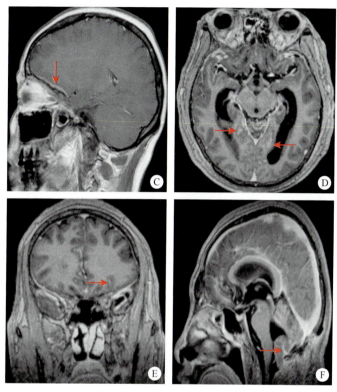

图 6-26　脑膜转移瘤

病例一，MRI 增强示左侧硬脑膜转移性肿瘤：T₁WI 增强横断位（A）/冠状位（B）/
矢状位（C）示左侧额部脑膜增厚、明显强化（红色箭头）；病例二，MRI 增强示软脑
膜转移性肿瘤：T₁WI 增强横断位（D）/冠状位（E）/矢状位（F）示双侧枕叶、左额叶、
小脑脑沟内见线状强化影（红色箭头）

【临床概述】

脑膜转移瘤的原发瘤常为肺癌及乳腺癌，其他包括消化道癌、
血液系统肿瘤，少数为黑色素瘤及骨髓瘤。高级别胶质瘤、生殖细
胞瘤、髓母细胞瘤等可沿脑脊液途径播散。脑膜转移瘤常见于中老

年患者，45 岁以上者占 80%。亚急性或急性起病，临床表现常不典型，表现为头痛、呕吐、肢体无力或运动障碍、精神症状、共济失调、抽搐、视盘水肿等。

【影像表现】

1. 好发部位　常见于脑底池、脚间池、脑桥小脑角池、小脑上池、脑神经脑池段及大小脑凸面，亦可弥漫性侵犯幕上、幕下脑膜。

2. CT　软脑膜–蛛网膜转移表现为广泛的脑回表面、脑沟、脑裂、脑池、室管膜下等部位的弧线状强化，且形状不规则，亦可形成结节；硬脑膜–蛛网膜转移表现为脑凸或小脑幕连续不均匀线样强化或结节状强化。

3. MRI　T_2WI 及 T_2-FLAIR 序列显示蛛网膜下腔、脑回表面结节、线状及斑块状信号增高；增强扫描表现为脑回表面、脑沟弧线状强化及脑凸或小脑幕连续不均匀线样脑膜增厚或"鼠尾"征。

【鉴别诊断】

感染性脑膜炎：如结核分枝杆菌、化脓性细菌及真菌、病毒感染，其中以结核分枝杆菌感染最常见，患者可有高热及结核中毒表现，影像显示脑膜及脑实质异常强化灶，慢性病变可见脑底池钙化；真菌性及病毒性脑膜强化常较轻，脑膜增厚也不明显。

【重点提醒】

脑膜转移瘤以增强扫描为首选检查，脑膜转移常合并邻近脑实质侵犯或其他部位转移瘤。

（李　辉　张田宝　郑龙媚　朱亚男）

第七章

脑萎缩、中毒、代谢、脱髓鞘疾病及脑积水

第一节　老年性脑萎缩

【典型病例】

患者，女，76岁，高血压2级（图7-1）。

【临床概述】

（1）老年性脑萎缩是指随着年龄增长，脑动脉硬化和脑重量减轻的现象。这是一个渐进性过程，通常从青壮年时期开始，一般在60岁以后，CT和MRI才会表现出明显的变化。

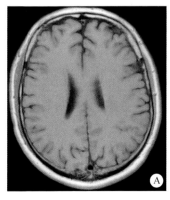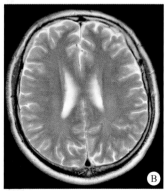

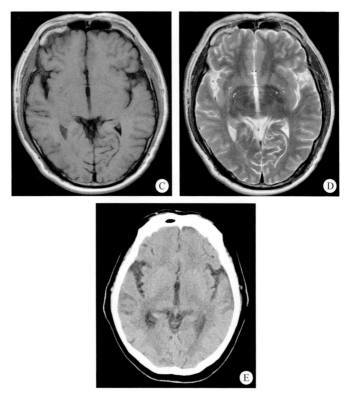

图 7-1　老年性脑萎缩

MRI 示双侧大脑半球脑沟、裂增宽：侧脑室体部层面横断位 T$_1$WI（A）；侧脑室体部
T$_2$WI（B）；外侧裂层面横断位 T$_1$WI（C）；外侧裂层面横断位 T$_2$WI（D）。外侧裂
层面横断位 CT 显示双侧外侧裂增宽（E）

（2）临床表现可分为大脑功能衰退和痴呆两大类，具体表现与
脑萎缩发生的部位及程度有关。

【影像表现】

1. 好发位置　大脑额叶和镰旁顶叶常见，脑室扩大则以侧脑室
前角、下角和第三脑室较为明显。

2. CT 及 MRI 表现　脑萎缩一般分为皮质型、髓质型和混合型。皮质型以灰质减少为主，表现为皮质变薄，脑沟、脑裂及脑池增宽明显，而脑室扩大不明显；髓质型以白质减少为主，表现为脑室系统明显扩大，而脑沟、脑裂及脑池增宽不明显；混合型灰白质减少程度相似，脑沟、脑裂及脑池增宽，脑室系统扩大。局限性脑萎缩表现为局部脑回变窄，脑沟增宽，邻近脑室扩大。

【鉴别诊断】

1. 梗死后脑萎缩　影像学上除显示局限性脑萎缩外，病变常位于梗死好发区域，分布与脑内大血管供血区域一致，萎缩区域或附近脑组织内常见软化灶。

2. 大脑半球萎缩　通常由胎儿期或新生儿期脑血管闭塞引起的大面积梗死所致。CT/MR 上可见几乎一侧大脑半球均发生萎缩，同时可伴有病侧颅骨增厚、颅腔狭小，侧脑室向病侧移位等。

第二节　橄榄体脑桥小脑萎缩

【典型病例】

患者，男，70 岁，多系统萎缩（图 7-2）。

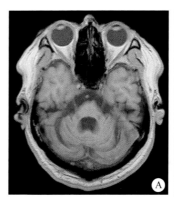
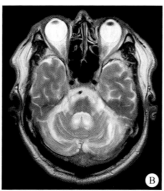

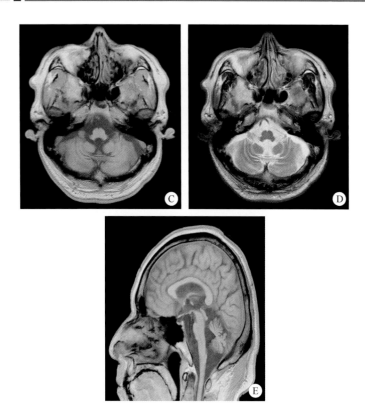

图 7-2 橄榄体脑桥小脑萎缩

MRI 示脑干萎缩、形态变细，小脑半球沟、裂增宽加深：脑桥层面横断位 T_1WI（A）；脑桥层面横断位 T_2WI，脑桥中央可见"十字"样高信号（B）；小脑半球横断位 T_1WI（C）；小脑半球横断位 T_2WI（D）；大脑正中层面矢状位 T_1WI 显示橄榄、脑桥、小脑体积缩小，桥前池增宽（E）

【临床概述】

橄榄体脑桥小脑萎缩（olivoponto-cerebellar atrophy，OPCA）是一种神经退行性疾病，主要累及小脑、脑桥和橄榄体，属于多系统萎缩（multiple system atrophy，MSA）的一种亚型。该病起病隐匿，通常好发于成年女性，平均发病年龄约为 30 岁，病程呈进行性加重。OPCA 的病理特征包括神经元丢失、胶质细胞增生及相应脑区的萎缩。OPCA 的临床表现因个体差异和病程进展而异，主要包括：

（1）共济失调：表现为步态不稳、步态蹒跚、站立困难等。

（2）运动障碍：包括肌肉僵硬、震颤、运动迟缓等帕金森综合征的症状。

（3）言语和吞咽困难：由于小脑和脑干受损，患者可能出现构音障碍和吞咽困难。

（4）自主神经功能障碍：如直立性低血压、尿失禁、便秘和性功能障碍等。

【影像表现】

1. 好发部位　脑桥、小脑。

2. CT 表现　脑基底池扩大，第四脑室横径和前后径扩大，小脑半球及蚓部脑沟增宽、加深，枕大池及小脑半球蛛网膜下腔扩大。

3. MRI 表现　脑干萎缩、形态变细，以脑桥腹侧变平、前后径缩小更明显；小脑萎缩，脑沟、裂增宽、加深，呈"枯树枝状"；脑干周围脑池及第四脑室扩大，其中以桥前池增宽最为显著。脑桥见特征性"十字征"，表现为脑桥中央 T_2WI 可见"十字"样高信号（图 7-2B），反映脑桥神经元及横行脑桥、小脑纤维的退变。

【鉴别诊断】

1. 进行性核上性麻痹　MRI 表现为中脑被盖萎缩，脚间窝与中脑被盖的比值增加；通常脑桥、小脑不受累。

2. 帕金森病　多于 50～60 岁发病。MRI 早期通常无异常改变，晚期可表现为黑质致密部失去正常高信号，边缘变模糊。

第三节 肝豆状核变性

【典型病例】

患者，女，61岁，精神行为异常（图7-3）。

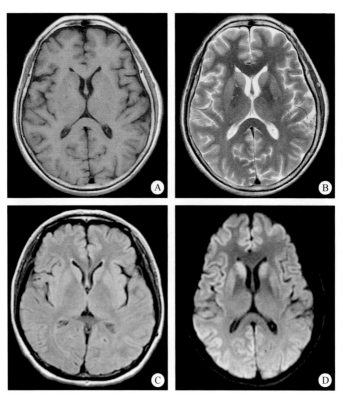

图 7-3 肝豆状核变性

MRI 示双侧豆状核、尾状核及丘脑对称性异常信号：T_1WI 呈等、稍低信号（A），

T_2WI 及 T_2-FLAIR 呈等、稍高信号（B、C），DWI 呈稍高-高信号（D）

【临床概述】

（1）肝豆状核变性，又称威尔逊（Wilson）病，是一种由铜代谢障碍引起的常染色体隐性遗传性疾病，表现为肝硬化和脑变性。脑部主要改变为铜在脑实质内沉积导致海绵状变性和胶质增生。

（2）本病发病年龄范围为 5 ～ 50 岁，平均发病年龄为 18 岁，多于青少年期起病，男女均可患病。10 岁前以肝损害为首发症状较常见，10 岁后则以神经系统损害为主。

【影像表现】

1. 好发部位　以豆状核最为明显，也可累及尾状核、红核、丘脑、脑干及大脑皮质。

2. CT 表现　双侧豆状核对称性低密度改变，呈条状或新月状。这种对称性低密度病变亦可见于尾状核、丘脑、脑干及齿状核。

3. MRI 表现　病灶在 T_1WI 呈等、稍低信号，在 T_2-FLAIR 及 T_2WI 上呈等、稍高信号（**图 7-3A ～ C**）。

【鉴别诊断】

鉴别诊断包括临床上较常见的引起双侧基底核对称性低密度的疾病，如一氧化碳中毒、缺氧缺血性脑病及其他中毒性疾病。临床病史在疾病鉴别诊断中具有重要作用。

【重点提醒】

肝豆状核变性 CT 和 MRI 表现并无特异性，上述影像特征亦可见于其他许多疾病，故诊断需结合临床表现及相关生化检查（如血清铜蓝蛋白、抗人球蛋白阴性溶血）。通过肝穿刺活检测定肝组织铜含量是确诊肝豆状核变性的金标准。

第四节　一氧化碳中毒

【典型病例】

患者，男，59 岁，一氧化碳中毒（图 7-4）。

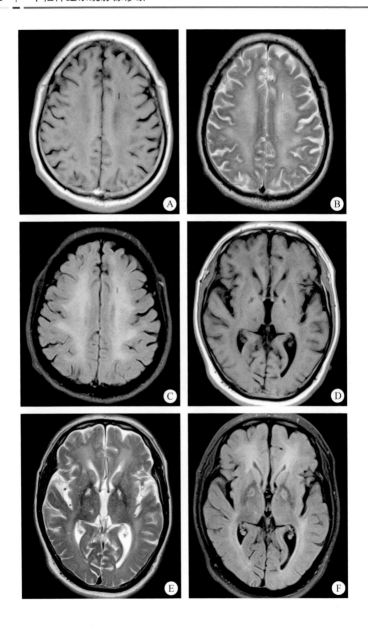

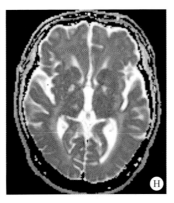

图 7-4 一氧化碳中毒脑白质病变

MRI 示双侧半卵圆中心对称性病灶：T_1WI 呈低信号（A），T_2WI 及 T_2-FLAIR 呈高信号（B、C）；双侧苍白球对称性病灶，T_1WI 呈低信号（D），T_2WI 及 T_2-FLAIR 呈高信号（E、F），DWI 呈高信号（G），ADC 图呈高信号（H）

【临床概述】

（1）急性一氧化碳中毒性脑病是吸入较高浓度一氧化碳后引起的急性脑缺氧性疾病。少数患者可能出现迟发性的神经精神症状。由于中枢神经系统对缺氧极为敏感，一氧化碳中毒时脑损伤可引起脑水肿、局部血栓形成、缺血坏死及脱髓鞘变性等病变。

（2）临床症状因中毒程度不同而异，主要表现为剧烈的头痛、头昏、四肢无力、呕吐及不同程度的意识障碍。

【影像表现】

1. 好发部位　脑白质及苍白球。

2. CT 表现　轻度中毒者 CT 表现可正常。中、重度中毒者 6 天内可见脑白质广泛低密度，伴脑室、脑沟受压、变窄；双侧苍白球卵圆形对称性低密度灶，边界清晰。晚期可见脑实质萎缩。

3. MRI 表现　可显示早期的、轻微的病变。脑白质及苍白球病变一般表现为对称性 T_1WI 低信号、T_2WI 高信号。双侧苍白球对称性坏死是一氧化碳中毒性脑病的特征性改变（**图 7-4D ～ H**）。

【鉴别诊断】

霉变甘蔗、二氧化碳、铅、甲苯、氰化物等中毒也常以引起基底节变性为主要表现。诊断主要依赖于临床病史。

【重点提醒】

急性一氧化碳中毒性脑病的影像学表现虽具有一定特征性，但缺乏特异性，需结合临床表现、病史及相关实验室检查进行综合诊断。

第五节　白血病颅内浸润

【典型病例】

患者，女，39 岁，慢性淋巴细胞白血病 4 年，头痛，反应迟钝 3 天（**图 7-5**）。

【临床概述】

（1）白血病颅内浸润是中枢神经系统白血病的一种特殊类型，多为脑膜及脑实质浸润，主要见于急性淋巴细胞白血病，也可见于急性髓系白血病，较少出现在其他类型白血病中。

（2）临床表现主要为颅内高压综合征、脑神经和脊神经损害、脑膜刺激征、视丘下部中枢损害。

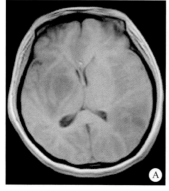
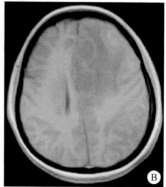

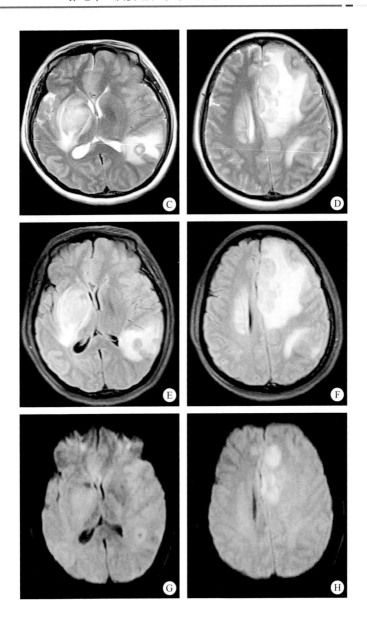

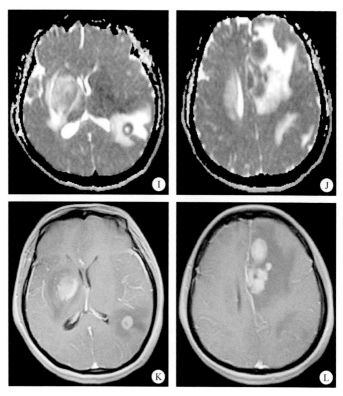

图 7-5　白血病颅内浸润

MRI 示双侧大脑半球散在多发病灶：T_1WI 呈低信号（A、B），T_2WI 及 T_2-FLAIR 呈
稍高信号（C～F），DWI 呈高信号（G、H），ADC 图呈低信号（I），增强扫描明
显强化（J～L）（图片由首都医科大学宣武医院提供）

【影像表现】

按浸润部位可分为两类：

1. 白血病脑膜浸润　可发生于硬脑膜、软脑膜。CT 表现可有脑
池、脑沟变浅。MRI 为首选检查方法，硬脑膜浸润表现为硬脑膜增厚、
条状强化；软脑膜浸润表现为软脑膜及脑沟内小条状、线状异常信号，

T_1WI 呈低信号，T_2WI 及 T_2-FLAIR 呈高信号，增强扫描后可见弥漫性线条样强化。

2. 白血病脑实质浸润　有两种表现形式：①脑白质浸润，MRI 表现为片状 T_1WI 稍低信号，T_2WI 及 T_2-FLAIR 稍高信号，边缘欠清，增强扫描后可见斑片状强化，周围水肿不明显，占位效应轻；②脑实质内单发或多发肿块影，MRI 表现为 T_2WI 等或稍高信号，T_1WI 等或稍低信号，增强扫描后多呈明显均匀强化，病灶周围有不同程度脑水肿。

【鉴别诊断】

1. 脑膜炎　结核性脑膜炎表现为脑底池异常信号，CT 上显示高密度，增强扫描后呈铸型强化，结合临床病史有助于鉴别。

2. 淋巴瘤　脑内原发淋巴瘤多分布于深部脑白质、基底节或丘脑，通常表现为明显均匀强化。

3. 脑梗死　按脑血管分布区分布，增强扫描后可见脑回样强化，结合其临床表现可鉴别。

第六节　甲状旁腺功能减退相关性脑病

【典型病例】

患者，男，39 岁，发作性四肢抽动 5 年余（图 7-6）。

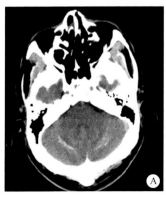
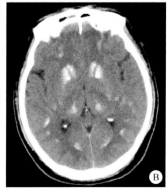

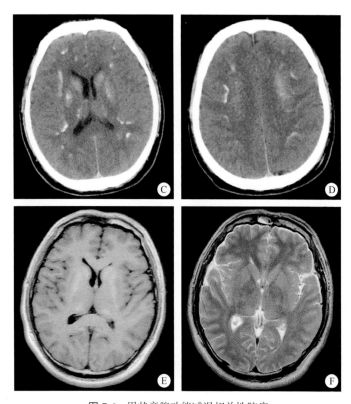

图 7-6　甲状旁腺功能减退相关性脑病

CT 示双侧小脑齿状核、基底节、丘脑及脑实质内多发对称性分布的大小不等病灶，呈
高密度（A～D）。MRI 平扫示双侧基底节、丘脑多发对称性分布的大小不等病灶：
T_1WI 呈稍高信号（E），T_2WI 呈稍低信号（F）

【临床概述】

　　甲状旁腺功能减退相关性脑病是一种由体内甲状旁腺激素分泌
不足或功能低下引起的临床综合征，分为继发性和特发性甲状旁腺
功能减退症。此病起病隐匿，临床表现主要为反复的手足抽搐、癫

痫样发作、智力及视力障碍，低血钙和高血磷为其特征，易导致误诊和误治。

【影像表现】

1. 好发部位　基底节、小脑齿状核。

2. CT 表现　颅内对称性斑片状钙化，主要见于基底节和小脑齿状核；呈核形钙化（钙化与尾状核、豆状核、丘脑、小脑齿状核形态一致）；内囊无钙化（内囊因毛细血管稀少，血供不丰富而不易钙化），呈"内囊空白征"；皮质下可见脑回样钙化，无占位效应。

3. MRI 表现　双侧小脑齿状核和基底节区对称性异常信号，T_1WI 呈稍高信号，T_2WI 呈稍低信号，SWI 呈低信号。

【鉴别诊断】

1. 假性甲状旁腺功能减退症　常伴先天性畸形，甲状旁腺素分泌正常或增高。外源性甲状旁腺素滴注试验或滴钙试验可用于鉴别诊断。

2. 法尔（Fahr）病　又称特发性家族性脑血管亚铁钙沉着症 / 特发性基底节钙化症，表现为基底节及小脑齿状核的块状、点状钙化，无核形钙化。脑白质区常见脱髓鞘改变及腔梗、软化灶形成，可并发脑内囊变及出血（甲状旁腺功能减退症无此并发症），实验室检查血清钙、磷浓度正常。

第七节　酒精中毒性脑病

【典型病例】

患者，男，56 岁，长期大量饮酒史，意识障碍 3 天（图 7-7）。

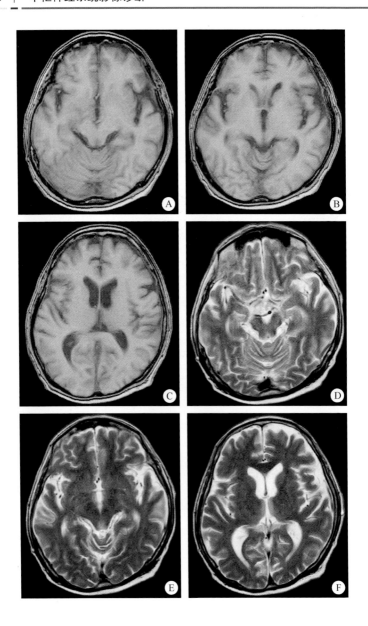

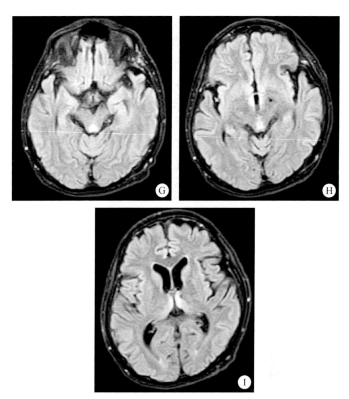

图 7-7　酒精中毒性脑病（韦尼克脑病）

MRI 平扫示中脑导水管、第三脑室周围及双侧丘脑对称性异常信号：T_1WI 呈稍低信号
（A～C），T_2WI 呈稍高信号（D～F），T_2-FLAIR 呈高信号（G～I）（图片由首
都医科大学宣武医院提供）

【临床概述】

酒精中毒性脑病（chronic alcoholic encephalopathy）是长期饮酒
导致的中枢神经系统慢性损害。根据患者的临床表现及起病急缓、

病程长短等情况，分为韦尼克脑病、卡萨可夫综合征、慢性酒精中毒性痴呆、酒精性震颤－谵妄、酒精性癫痫、酒精性精神和行为障碍等。

【影像表现】

1. CT 表现　胼胝体变性，表现为胼胝体压部、体部、膝部对称性低密度影，增强扫描无强化；韦尼克脑病可见中脑导水管区的低密度改变。

2. MRI 表现　①韦尼克脑病：第三、四脑室周围，导水管周围，以及乳头体、四叠体、丘脑对称性异常信号，T_1WI 呈稍低信号，T_2-FLAIR 呈高信号。②脑桥中央髓鞘溶解：脑桥中央 T_1WI 呈低信号，T_2WI 和 T_2-FLAIR 呈高信号，无占位效应；病变不累及脑桥腹外侧、脑桥被盖部及皮质脊髓束，典型病灶多呈"三叉形"或"蝙蝠翅样"；病灶通常无强化或少数呈边缘强化。③胼胝体变性：主要累及胼胝体中层，多沿胼胝体长轴分布，横断位显示双侧对称性异常信号，T_1WI 呈等或稍低信号，T_2WI 呈高信号，边界模糊；矢状位 T_2WI 显示胼胝体上、下缘未受累，形成分层状改变即"夹心饼干征"或"三明治状"改变；急性期胼胝体明显肿胀，亚急性期可正常或轻度肿胀、萎缩；慢性期萎缩。④广泛皮质性脑萎缩：与年龄不符的广泛皮质萎缩，皮质变薄，脑沟、脑回增宽，部分伴白质脱髓鞘，或与其他类型脑损伤并存。⑤小脑变性：小脑萎缩，以小脑蚓部萎缩为主，严重时小脑皮质、蚓部和橄榄体严重萎缩，伴有环池、小脑上池、枕大池等脑池扩大。

【鉴别诊断】

引起胼胝体变性、韦尼克脑病等的原因很多，如一氧化碳、铅、汞等中毒，术后禁食，腹泻等。鉴别诊断中最重要的是详细询问病史，以明确病因。

第八节　肝性脑病

【典型病例】

患者，女，61 岁，发现乙肝 3 年，发热 2 周（图 7-8）。

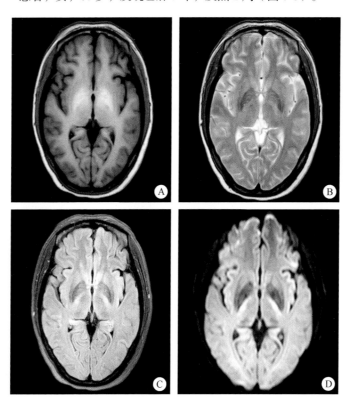

图 7-8　肝性脑病

MRI 平扫示双侧豆状核对称性异常信号：T_1WI 呈高信号（A），T_2WI 及 T_2-FLAIR 呈
稍低信号（B、C），DWI 呈低信号（D）

【临床概述】

肝性脑病（hepatic encephalopathy，HE）是一种由严重肝病或门体分流引起的，以代谢紊乱为基础、中枢神经功能失调的综合征。肝硬化伴随的门静脉高压和门–体静脉分流是导致肝性脑病的最常见原因。临床表现主要包括高级神经中枢功能紊乱所引发的一系列症状（如性格改变、智力下降、行为失常、意识障碍等）及运动和反射异常（如扑翼样震颤、反射亢进、病理反射等）。

【影像表现】

1. 好发部位 双侧豆状核、尾状核、丘脑和大脑脚。

2. CT 表现 CT 通常无特异性表现。

3. MRI 表现 T_1WI 表现为双侧豆状核、丘脑及双侧大脑脚对称性高信号，T_2WI 呈等、稍低或低信号；SWI 表现为双侧对称性低信号；MRS 典型表现为在基底节、顶叶白质、额叶等多个脑区存在 Glx/Cr 比值升高，mI 峰、Cho 峰、mI/Cr 比值及 Cho/Cr 比值降低，而 NAA 峰、NAA/Cr 比值未见明显变化。

【鉴别诊断】

1. 长期胃肠外营养患者 因长期静脉补充含锰元素的营养液，可引起基底节区 T_1WI 高信号。

2. 焊工职业病患者 因患者长期吸入过多锰元素，可出现双侧苍白球区 T_1WI 高信号，诊断需结合病史。

3. Fahr 病 因基底节区钙化，有时可在 T_1WI 上出现高信号，但该病多为家族遗传性，且小脑齿状核是常受累部位。

第九节　多发性硬化

【典型病例】

患者，女，17 岁，头晕呕吐 1 月余，视物成双 20 天（**图 7-9**）。

【临床概述】

多发性硬化（multiple sclerosis，MS）是一种免疫介导的中枢神经系统炎性脱髓鞘疾病，其病因尚不明确。病变呈现出时间与空间上的多发性特征，中枢神经系统各个部位均可受累，常导致严重的功能障碍。此病好发于 29 ～ 39 岁，女性更多见，男女患病比例为 1：1.5 至 1：2。常见症状包括视力下降、复视、肢体感觉障碍、共济失调、膀胱或直肠功能障碍；视神经炎可为 MS 的首发症状。

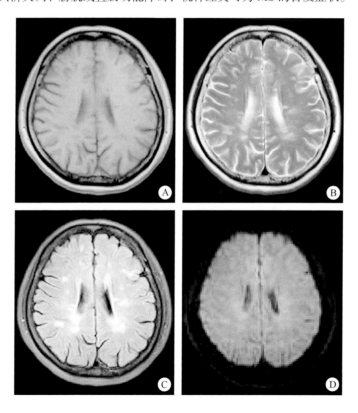

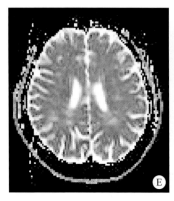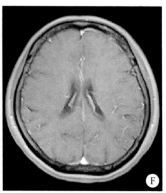

图 7-9　多发性硬化

MRI 示双侧侧脑室周围斑片状异常信号：T$_1$WI 呈稍低信号（A），T$_2$WI 呈稍高信号（B），T$_2$-FLAIR 呈高信号（C），病灶长轴垂直于侧脑室壁，DWI 呈稍高信号（D），ADC 图呈稍高信号（E），增强扫描未见强化（F）（图片由首都医科大学宣武医院提供）

【影像表现】

1. 好发部位　脑室周围白质和胼胝体为常见发病部位。

2. CT 表现　侧脑室周围和皮质下可见多发边界不清、大小不一的低密度影。少数低密度灶周围可有水肿；增强扫描，急性期病灶大部分呈均匀强化，少数可为环形强化。静止期和经激素治疗后，病灶无明显强化。

3. MRI 表现　脑室周围的卵圆形病灶，长轴"指向"脑室，即"Dawson 手指征"（直角脱髓鞘征），T$_2$WI 呈稍高信号；增强扫描，一般无强化，急性期病灶可有强化。

【鉴别诊断】

1. 急性播散性脑脊髓炎　症状类似于 MS，但脑病表现典型；亦可有多灶性症状。MRI 特征包括双侧幕上或幕下白质的不对称病灶，范围从小的点状病灶到具有占位效应的病灶；大脑皮质、深部灰质、脑干和脊髓均可受累，病灶可强化。

2. 视神经脊髓炎谱系疾病 伴随严重视神经炎和横贯性脊髓炎，患者可有恶心、呕吐或阵发性强直性痉挛。MRI 特征包括纵向广泛的脊髓损伤（超过 3 个椎体节段），视神经受累，铅笔样室管膜强化和云絮状强化。

【重点提醒】

诊断 MS 时，必须明确病灶在空间（中枢神经系统的不同区域）及时间（跨扫描时间的新病灶）上的多发性特征；呈强化的病灶往往提示疾病处于活动期。部分 MS 患者会有脊髓受累，需常规进行脊髓 MRI 检查，MS 的脊髓受累通常表现为短节段、单侧分布。

第十节 急性播散性脑脊髓炎

【典型病例】

患者，女，25 岁，头痛、双眼视物模糊 42 天，发病前有人乳头瘤病毒（HPV）疫苗注射史（图 7-10）。

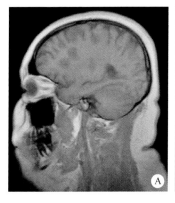
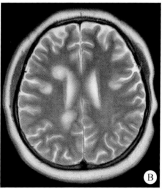

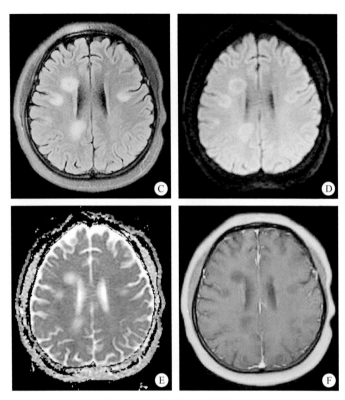

图 7-10　急性播散性脑脊髓炎

MRI 示双侧侧脑室旁白质结节状异常信号：T$_1$WI 呈低信号（A），T$_2$WI 及 T$_2$-FLAIR 呈高信号（B、C），DWI 呈稍高信号（D），ADC 图呈高信号（E），增强扫描未见强化（F）（图片由首都医科大学宣武医院提供）

【临床概述】

（1）急性播散性脑脊髓炎（acute disseminated encephalomyelitis，ADEM）是一种自身免疫介导的中枢神经系统炎性脱髓鞘疾病。该病通常在感染或疫苗接种后出现，表现为广泛的炎症和脱髓鞘病变。

（2）ADEM 主要见于儿童和青少年，以 10 岁以下儿童多发；其症状多样，包括头痛、发热、嗜睡、疲劳、视觉问题、肌肉或关节疼痛、步态不稳及精神状态改变等。

【影像表现】

1. 主要表现 为大脑和脊髓多发大小不一、形态多样的病灶。

2. MRI表现 T_2WI 和 T_2-FLAIR 上呈片状、边界不清的高信号影，病灶多发且双侧不对称，丘脑和基底节易受累。增强扫描，病灶是否强化取决于病灶所处时期及炎性反应的程度。随病情进展，病变可能减少或消失。

【鉴别诊断】

1. 多发性硬化 多表现为反复发作、缓解的病程，与 ADEM 的单次发作病程不同。

2. 病毒性脑炎 影像学上以脑皮质受侵害为主，少有脊髓受累。脑脊液相关病毒抗体滴度升高可以成为重要的鉴别点。

第十一节 脑桥中央髓鞘溶解症

【典型病例】

患者，男，56岁，言语不清、四肢无力37天（图7-11）。

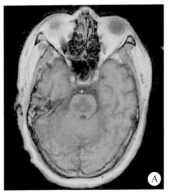
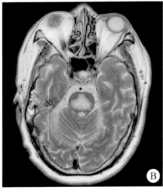

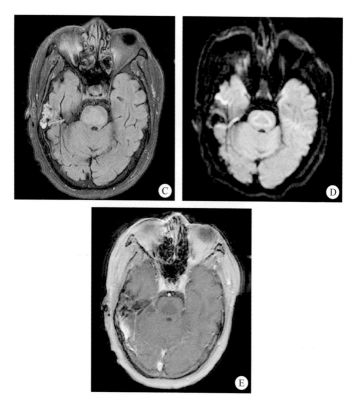

图 7-11 脑桥中央髓鞘溶解症

MRI 示脑桥肿胀，中央位置可见 "三叉形" 异常信号：T_1WI 呈低信号（A），T_2WI 及 T_2-FLAIR 呈高信号（B、C），DWI 呈边缘高信号（D），增强扫描未见强化（E）（图片由首都医科大学宣武医院提供）

【临床概述】

（1）脑桥中央髓鞘溶解症（central pontine myelinolysis，CPM）是一种主要累及脑桥中央的特殊类型脱髓鞘疾病。CPM 的发生通常与快速纠正低钠血症有关，因此又被称为渗透性脱髓鞘综合征。

（2）CPM 多发生于 30 ～ 50 岁，男性多于女性。CPM 的临床表现多样，包括精神心理症状（如情绪不稳定、怪异行为等）和神经系统症状（如意识障碍、认知障碍、构音障碍、吞咽困难、共济失调、偏瘫、癫痫等）。典型症状为突然出现的不同程度的意识障碍，快速进展的四肢瘫、眼肌麻痹、假性延髓麻痹症状等。

【影像表现】

CPM的影像学改变可能在出现临床症状数天到两周后才表现出来。特征性MRI表现包括脑桥中央T_1WI呈低信号，T_2WI和T_2-FLAIR呈高信号（图7-11A～C）。DWI在症状发生早期可检测到病灶，敏感度较高。病变不累及脑桥腹外侧、脑桥被盖部及皮质脊髓束，典型病灶多呈"三叉形"或"蝙蝠翅样"（图7-11D）。病灶通常无强化或少数边缘强化，无占位效应。

【鉴别诊断】

1. 脑干梗死 病灶符合脑血管分布，一般不出现脑桥中央对称性病灶；基底动脉血栓所致临床症状与CPM相似，但是其病变范围较为广泛，包括脑桥、中脑、丘脑、小脑等。

2. 脑干肿瘤 多见于青年人，脑干肿胀、占位效应明显。

3. 脑干脑炎 多数患者有病毒感染的前驱症状；病变多位于桥臂，边缘模糊，一般无强化；脑脊液检查可提供更多诊断信息。

第十二节 肾上腺脑白质营养不良

【典型病例】

患儿，男，10岁，发作性右眼外斜6个月（图7-12）。

【临床概述】

（1）肾上腺脑白质营养不良（adrenoleukodystrophy，ALD）是一种罕见的遗传性疾病，大多数病例遵循X连锁隐性遗传模式，新生儿发病则为常染色体隐性遗传。伴多器官受累，主要累及脑、脊髓、肾上腺和睾丸。

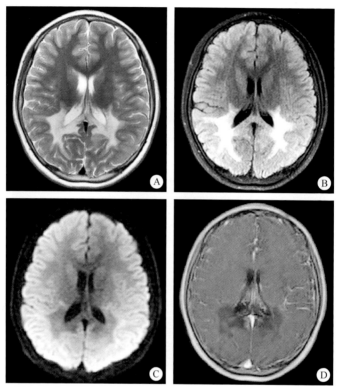

图 7-12　肾上腺脑白质营养不良

MRI 示双侧侧脑室后角周围异常信号经胼胝体压部相连，呈"蝶翼状"改变：T_2WI 及 T_2-FLAIR 呈高信号（A、B），DWI 呈等、稍低信号（C），增强扫描后病灶局部轻度强化（D）（图片由首都医科大学宣武医院提供）

（2）ALD 的临床表现因遗传模式不同而有所差异。新生儿型 ALD 的典型症状和体征包括癫痫、肌张力减退、视力障碍、黄疸、肝大、发育不良和面部畸形（如眼距过宽和面部扁平）。X 连锁隐性遗传型 ALD 主要表现为进行性加重的神经症状，如认知功能下降、视觉和听觉障碍、癫痫、共济失调、瘫痪及痴呆，疾病中可出现肾上腺皮质功能不全。

【影像表现】

1. 好发部位 双侧顶枕区白质。

2. CT 表现 双侧顶枕叶白质内对称性低密度影。

3. MRI 表现 双侧顶枕叶白质内对称性分布异常信号，T_1WI 呈低信号，T_2WI 呈高信号；病灶通过胼胝体压部连接两侧三角区，呈"蝶翼状"改变；病灶由后向前发展，活动期病灶周边可见强化。

【鉴别诊断】

1. 易染性脑白质营养不良 表现为对称性脱髓鞘，小脑常萎缩，前部白质常严重受累。主要影像表现为脑室周围白质的弥散性融合性异常密度/信号，从前向后发展。

2. 卡纳万（Canavan）病 亦称为海绵状脑白质营养不良，脱髓鞘改变可累及整个大脑白质，而内囊常可避免。影像表现为整个大脑白质广泛的异常密度/信号，皮质变薄，脑室体积正常。

第十三节 脑 积 水

【典型病例】

病例一 患者，女，51岁，双下肢无力2年，加重伴恶心呕吐2周（图 7-13）。

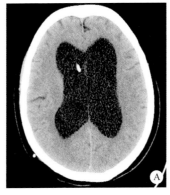
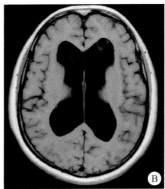

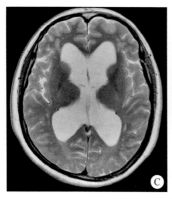
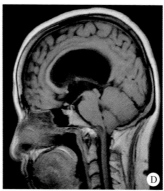

图 7-13 幕上脑积水

CT 平扫示双侧侧脑室扩大（A）。MRI 平扫示脑室系统扩大，双侧侧脑室扩大（B、C），
矢状位 T_1WI 示第三脑室扩大（D）

病例二 患者，男，48 岁，间断性头痛、头晕 1 月余（**图 7-14**）。

【临床概述】

（1）脑积水是由于脑脊液产生过多、吸收障碍或循环受阻所致的脑室扩大，根据病变部位（如第四脑室出口）可分为梗阻性脑积水（由肿瘤、先天性疾病、感染性疾病引起）和交通性脑积水（由蛛网膜下腔出血、脑膜炎等引起）。

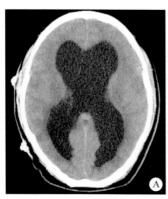
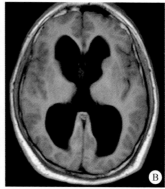

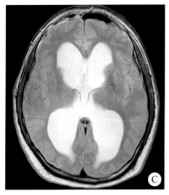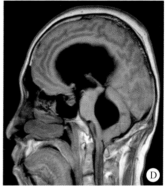

图 7-14　脑积水伴小脑扁桃体下疝、脊髓中央管扩张

CT 平扫示双侧侧脑室扩大，脑沟、裂变浅、消失（A）。MRI 平扫示脑室系统扩大，双侧侧脑室、第三脑室扩大，双侧侧脑室后角旁间质性脑肿（T_1WI 呈低信号，T_2-FLAIR 呈高信号）（B、C），矢状位 T_1WI 示第四脑室扩大、小脑扁桃体下疝、脊髓中央管扩张（D）

（2）临床表现主要为颅内高压征象。颅缝闭合前，婴儿表现为头围增大、囟门隆起；颅缝闭合后，表现为头痛、呕吐、复视等症状。

【影像表现】

1. X 线平片　婴儿表现为头围增大、囟门隆起、颅缝分离；成人表现为颅板脑回压迹增多、蝶鞍扩大等。

2. CT 表现　脑室系统部分或全部扩大。

3. MRI 表现　脑室扩大，尤以侧脑室颞角和额角为著。梗阻性脑积水表现为梗阻以上的脑室扩大，梗阻以下脑室正常或缩小；交通性脑积水则表现为整个脑室系统扩大。MRI 常可发现脑积水的病因，如肿瘤或导水管粘连等。扩大的脑室周围可见间质性水肿，T_1WI 呈低或等信号，T_2WI 呈高信号。

【鉴别诊断】

梗阻性脑积水和交通性脑积水均有典型的 MRI 表现，诊断较为明确，但须与脑萎缩引起的代偿性脑积水相鉴别。脑萎缩常发生于 50 岁以后，症状发展缓慢。CT 检查特征性表现为脑室轻度扩大，但不累及第四脑室，脑沟、脑回明显增宽。MRI 可见脑室和蛛网膜下腔均扩大。

（李耀锋　刘彤彤　韩亚庆　牛　晨）

第八章

颅脑先天性畸形与发育异常

第一节　小脑扁桃体下疝畸形

【典型病例】

病例一　患者，女，43 岁，头痛 5 年（**图 8-1A、B**）。

病例二　患者，女，29 岁，颈部不适 1 年（**图 8-1C、D**）。

【临床概述】

小脑扁桃体下疝畸形又称基亚里（Chiari）畸形，即小脑扁桃体延长经枕骨大孔疝入颈段椎管内，部分延髓和第四脑室可同时向下延伸。小脑扁桃体下缘低于枕骨大孔 3mm 以内为正常情况，低于枕骨大孔 3 ～ 5mm 者可拟诊此病，低于 5mm 以上者可确诊。该病常伴有脊髓空洞症、脊髓纵裂、脑积水和颅颈畸形。

传统上，小脑扁桃体下疝畸形按严重程度常分为 4 型：Ⅰ 型，小脑扁桃体向下移位，进入椎管，但延髓、小脑蚓部与第四脑室位置正常，此型最常见，多见于儿童和成人。Ⅱ 型，在 Ⅰ 型异常的基础上，合并脑干、小脑蚓部与第四脑室向下移位，此型常合并脊髓脊膜膨出、脑积水或其他颅内畸形，该型相对少见，多见于婴儿。Ⅲ 型，延髓、小脑甚至第四脑室疝入枕部或上颈段脑（脊膜）膨出之中，此型罕见，多于新生儿期发病。Ⅳ 型，严重小脑发育不全或缺如，第四脑室扩张至小脑缺如的区域，并且不存在小脑扁桃体下疝，此型更罕见。

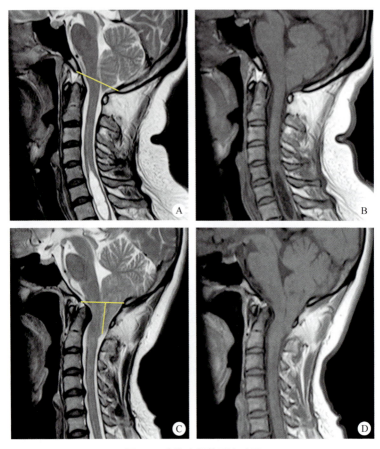

图 8-1　小脑扁桃体下疝畸形

MRI 矢状位示小脑扁桃体下疝畸形合并脊髓空洞：小脑扁桃体下缘延长、变尖，超过枕骨大孔连线约 6mm，疝入颈段椎管内（A、B）；$C_5 \sim C_7$ 平面脊髓增粗，其内可见纵向梭形异常信号，T_2WI 呈高信号（A），T_1WI 呈低信号（B）。MRI 矢状位示小脑扁桃体下缘延长变尖，超过枕骨大孔连线约 20mm，邻近颈髓受压（C、D）

部分患者无明显临床症状，部分表现为锥体束征、深感觉障碍及共济失调，合并脑积水的患者有头痛等颅内压增高的表现。

【影像表现】

单纯的头颅横断位 CT 平扫很难诊断小脑扁桃体下疝畸形。CT 容积扫描后的矢状位重建对于观察小脑扁桃体下疝及伴发的颅颈交界区骨骼畸形，如寰椎枕骨化、颅底凹陷征、寰枢关节脱位、颈椎融合畸形等有很大价值。

MRI 表现：Ⅰ型表现为小脑扁桃体延长、变尖，位于枕骨大孔之下，延髓及第四脑室位置下移，可合并脊髓空洞（脊髓内见纵向分布的条带状、串珠状或囊状 T_1WI 低信号，T_2WI 高信号，T_2-FLAIR 低信号）。Ⅱ型可见小脑蚓部及第四脑室向下移位，甚至出现脑干变形的情况；部分表现为梗阻性脑积水征象。Ⅲ型可出现颈部或枕部膨出、枕骨大孔增大，脑膨出囊内含有小脑、延髓、第四脑室和各种病变神经组织成分。Ⅳ型主要表现为严重小脑发育不全或缺如。

【鉴别诊断】

继发性小脑扁桃体疝：并非先天性畸形，临床上常见于颅内占位性病变致颅内压增高，小脑扁桃体受压向下移位。

【影像检查选择策略】

MRI 是小脑扁桃体下疝畸形首选检查方法，能清楚判断分型及伴发畸形。矢状位扫描可准确测量小脑扁桃体下疝的程度。结合容积 CT 检查及三维重建，可更好地观察颅颈交界骨质异常。

第二节　脑灰质异位

【典型病例】

病例一　患者，男，20 岁，肌张力障碍 2 天（图 8-2A ～ C）。

病例二　患儿，男，11 岁，急性 CO 中毒 2 小时（图 8-2D ～ F）。

【临床概述】

脑灰质异位是指胚胎发育期正常神经元移行过程出现障碍，神经母细胞从脑室周围发生区向脑皮质移行过程受阻，导致脑灰质停留在室管膜下或脑白质内的一种先天性畸形。脑灰质异位与遗传、感染、缺氧缺血等多种因素有关。病灶较小时，可无临床症状或癫痫发作，病灶较大时可能有顽固性癫痫、智力发育障碍及精神发育迟缓等。

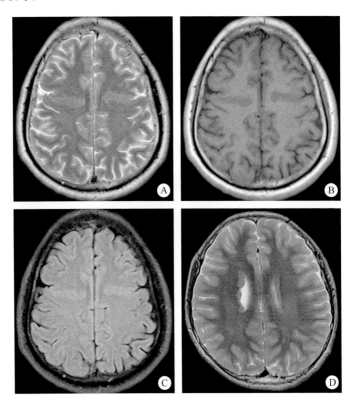

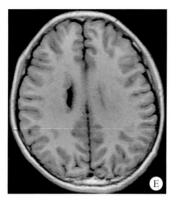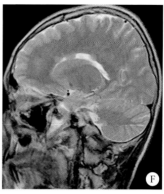

图 8-2　脑灰质异位

MRI 示双侧半卵圆中心白质区条带状异常信号：与灰质相比，$T_1WI/T_2WI/T_2$-FLAIR 均呈等信号（A ～ C）。MRI 示右侧侧脑室体旁见多发结节状异常信号，与灰质相比，T_1WI/T_2WI 均呈等信号（D ～ E）

【影像表现】

CT 及 MRI 表现：在室管膜下白质内见结节状、块状、条片状规则或不规则灰质密度或信号影，增强扫描与正常灰质密度和信号相近；病灶可有轻度占位效应；以半卵圆中心及侧脑室旁好发，位于脑室周围常呈结节状或条片状，部分可突入侧脑室腔内。

【鉴别诊断】

本病 CT 和 MRI 诊断不难，主要须与颅内肿瘤相鉴别，增强检查有助于病变性质的判断，也可采用磁共振波谱、DWI、磁共振多模态融合成像技术（MAGiC）等定量分析。

【影像检查选择策略】

对于脑灰质异位的显示，MRI 优于 CT。

第三节 胼胝体发育不全

【典型病例】

病例一 患者，女，36 岁，高泌乳素血症 1 年（图 8-3A ～ E）。

病例二 患者，女，29 岁，发作性头痛 1 个月（图 8-3F ～ H）。

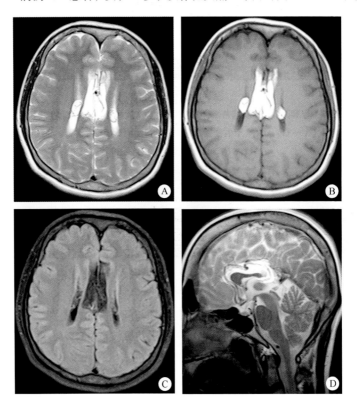

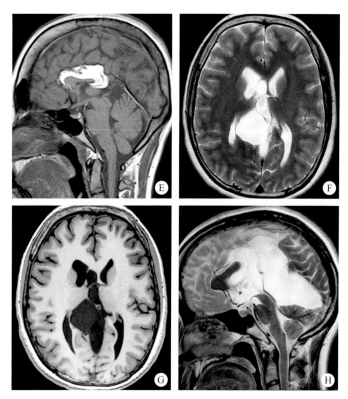

图 8-3 胼胝体发育不全

MRI 示胼胝体发育不全合并中线区脂肪瘤：双侧侧脑室分离，侧脑室前角变窄，胼胝体体部细小，压部及部分体部缺如（A、E）；胼胝体周围病灶 T_2WI 呈高信号（A、D），T_1WI 呈高信号（B、E），T_2- 抑水抑脂序列呈低信号（C）。MRI 示胼胝体发育不全合并蛛网膜囊肿：T_2WI 矢状位示胼胝体压部及部分体部缺如（H）；胼胝体周围囊状病灶 T_1WI 呈低信号（G）、T_2WI 呈高信号（F、H）

【临床概述】

胼胝体在胚胎两个月后开始发育，发育先后顺序为膝部、体部、压部、嘴部。胼胝体发育不全分为胼胝体完全缺失和部分缺如。胼胝体部分缺如时，压部或嘴部最常受累。胼胝体发育不全可为先天性遗传，也可为胎儿期受代谢、机械等各种损害因素影响所致。该病可单独发生，但并发颅脑其他发育畸形更常见，如胼胝体周围脂肪瘤、小脑扁桃体下疝畸形、丹迪 - 沃克（Dandy-Wallker）综合征、脑膜脑膨出、中线区囊肿、脑裂畸形等。

胼胝体发育不全者可无明显临床症状，部分患者表现为轻度视觉障碍和交叉触觉定位障碍，严重者表现为精神发育迟缓或惊厥。

【影像表现】

胼胝体部分缺如时轴位 CT 显示欠佳，容积扫描后矢状位重建有利于胼胝体发育不全的显示和诊断。

MRI 可清晰显示胼胝体发育情况。矢状位能很好地展示胼胝体整体轮廓，更有利于观察胼胝体缺如情况。

CT 及 MRI 轴位、冠状位可见双侧侧脑室分离，侧脑室体部及后角扩大，而侧脑室前角小，呈"蝙蝠翼状"侧脑室外形；部分患者可表现为第三脑室上移，部分稍增宽。若合并脑积水，侧脑室前角可扩大。

【鉴别诊断】

诊断该病不难，但需观察到胼胝体不完整或完全缺如的直接征象。

胼胝体发育不全伴半球纵裂囊肿时，须与前脑无裂畸形相鉴别：前者终板常缺如，丘脑、侧脑室呈分离状，而后者终板呈增厚状，丘脑、侧脑室呈融合状态。

【影像检查选择策略】

首选 MRI 平扫检查，矢状位为最佳观察层面。

第四节 先天性第四脑室中孔和侧孔闭锁

【典型病例】

患儿，女，14岁，头晕待查（图8-4）。

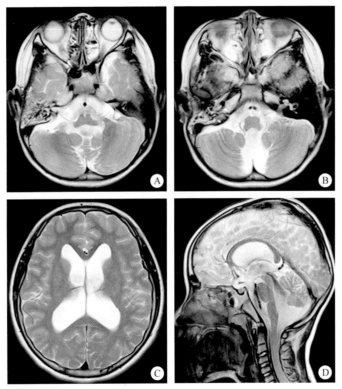

图 8-4 先天性第四脑室中孔和侧孔闭锁

MRI 示先天性第四脑室中孔和侧孔闭锁合并脑积水：T₂WI 示小脑蚓部明显缩小伴第四
脑室、枕大池扩张且相通（A、B、D），双侧侧脑室扩张（C）

【临床概述】

先天性第四脑室中孔和侧孔闭锁又称 Dandy-Walker 畸形，是指在胚胎期第四脑室中、侧孔先天性闭锁，且伴小脑蚓部、小脑半球发育不良，引起第四脑室囊性扩大，并向后发展与枕大池相通，使颅后窝增大，小脑幕上移。该病可见于任何年龄，但以儿童期常见。可合并其他大脑发育畸形，如胼胝体发育不全、枕部脑膨出、脑灰质异位等。

临床多表现为因梗阻性脑积水及颅内压增高引起的头痛、呕吐，部分可出现智力低下、癫痫发作等症状。部分患者可表现为头颅增大（前后径增大明显）与面部不相称的体征。

【影像表现】

CT 及 MRI 表现为第四脑室及枕大池扩大、相通，其内为脑脊液样密度或信号影；小脑蚓部发育不全或缺如，部分患者合并小脑半球发育不全；颅后窝扩大，直窦与窦汇上移，颅后窝骨质变薄。该病常合并梗阻性脑积水征象。

【鉴别诊断】

1. 颅后窝蛛网膜囊肿　囊腔不与脑室相通，无小脑及第四脑室发育异常。

2. 大枕大池　枕大池较大，小脑蚓部及小脑半球发育正常，当小脑受压上移时会出现类似小脑发育异常的假象，需行 MRI 仔细观察。

第五节　脑裂畸形

【典型病例】

病例一　患者，男，44 岁，头晕 2 年（图 8-5A ～ D）。

病例二　患者，男，36 岁，敏感多疑 3 天（图 8-5E ～ G）。

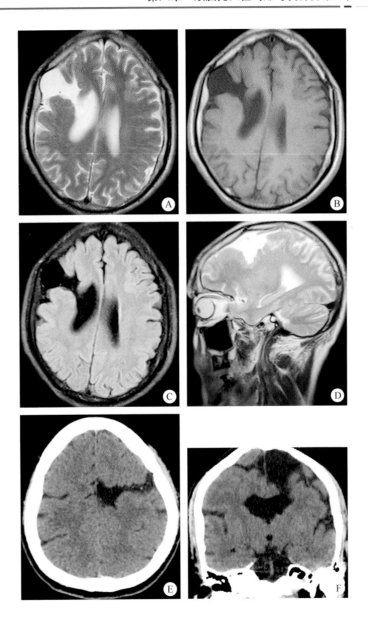

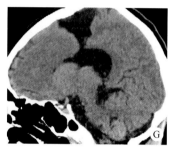

图 8-5 脑裂畸形

MRI 示右额叶横贯右侧大脑半球条片状异常信号与侧脑室相通：T₂WI 呈高信号（A）；
T₁WI 呈低信号（B）；T₂-FLAIR 呈低信号（C），T₂WI/T₁WI/T₂-FLAIR/ 矢状位 T₂WI，
前后壁见脑回样、灰质样等信号影（A～D）。CT 示左额叶横贯左侧大脑半球条片状
脑脊液样低密度影与侧脑室相通，其前后壁见脑回样、灰质样等密度影（E～G）

【临床概述】

脑裂畸形是胚胎期神经元移行异常疾病，因部分脑组织完全不
发育而形成的贯穿灰质的裂隙畸形。脑裂畸形大多位于大脑侧面，
以累及中央前、后回居多，可累及单侧或双侧大脑半球。根据裂隙
的形态，可将其分为开放型和闭合型；开放型，裂隙较宽，其内见
脑脊液影填充；闭合型，裂隙很窄，两侧灰质紧密相邻。该病可伴
发灰质异位、透明隔缺如、胼胝体发育不全等畸形。

临床表现缺乏特异性，主要表现为癫痫发作，亦可表现为智力
低下、偏瘫、肌力下降及发育迟缓等。

【影像表现】

开放型脑裂畸形在 CT 和 MRI 均可清晰显示，表现为横贯大脑
半球的裂隙样影，其内为脑脊液样密度或信号影填充，裂隙前后壁
由灰质密度或信号构成，有时灰质可不正常，可呈多小脑回样；裂
隙可连接远端软脑膜与近端室管膜，形成软脑膜 - 室管膜（piamater-
ependyma）缝，前后壁由脑皮质（灰质）构成。闭合型脑裂畸形在 CT
上容易漏诊；MRI 可较清晰地显示裂隙两侧的灰质信号，易于诊断。

【鉴别诊断】

开放型脑裂畸形需与脑穿通畸形相鉴别，前者裂隙壁为灰质结构是其特征性表现，而脑穿通畸形的裂隙壁无灰质。

【影像检查选择策略】

开放型脑裂畸形 CT 及 MRI 均可诊断，但 MRI 多参数成像能显示裂隙两侧壁结构，应首选 MRI 检查，尤其是闭合型脑裂畸形。

第六节　脑穿通畸形

【典型病例】

患者，男，60 岁，头晕 2 年，有脑梗死病史（图 8-6）。

【临床概述】

脑穿通畸形显示为脑实质内充满液体的囊腔影，并与脑室或脑沟、脑裂的蛛网膜下腔交通。脑穿通畸形分为先天性和后天性。先天性脑穿通畸形多因胚胎期脑内出血、梗死、感染或发育异常等因素所致。后天性脑穿通畸形见于出生后因脑外伤、出血、梗死、感染或手术等原因导致的正常脑组织液化坏死（即软化灶），形成与脑室及蛛网膜下腔相通的囊腔。

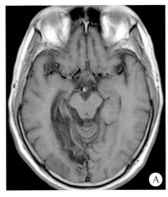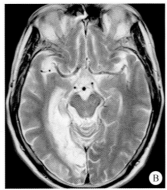

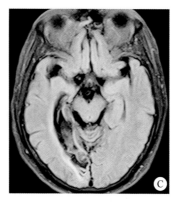

图8-6 脑穿通畸形

MRI 示右枕叶不规则片状异常信号：T_1WI 呈低信号（A），T_2WI 呈高信号（B），T_2-FLAIR 以低信号为主、边缘见条带状高信号（C），邻近右侧侧脑室后角扩大，与病灶相通（B）

临床上常表现为痉挛性偏瘫、亦可表现为运动障碍、生长和发育迟缓、癫痫发作等。

【影像表现】

CT 和 MRI 表现为脑实质内囊性病灶，囊腔内呈脑脊液样密度或信号影，囊腔边缘可见胶质增生（CT 显示不清或呈等、稍低密度，在 MRI 上 T_1WI 呈稍低信号，T_2WI 呈稍高信号，T_2-FLAIR 呈高信号）；囊腔与脑室系统及蛛网膜下腔相通；可见负占位效应，邻近脑室扩大，脑实质萎缩。增强扫描囊壁不强化。

【鉴别诊断】

本病须与脑裂畸形相鉴别：前者病灶边缘为胶质增生影，后者病灶边缘为灰质影。

第七节 颅底凹陷症

【典型病例】

病例一 患者，女，54岁，颈部不适 2 年（图8-7A）。

病例二　患者，女，59 岁，头晕伴颈部不适 2 年（**图 8-7B、C**）。

病例三　患者，女，48 岁，头晕、头痛 5 年余（**图 8-7D、E**）。

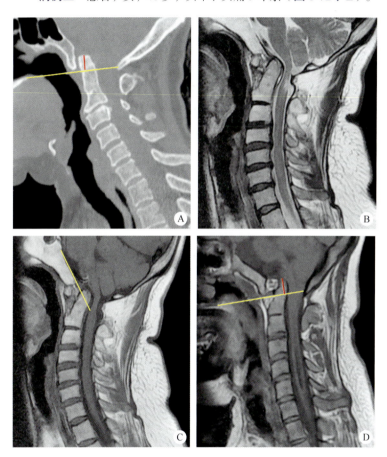

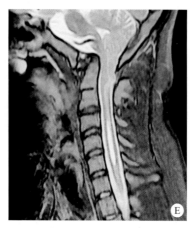

图 8-7　颅底凹陷症

CT 矢状位示齿状突升高突入颅腔，齿状突上缘超过钱氏线（黄实线）约 9mm（A）。MRI 矢状位示颅底凹陷症并齿状突脱位：齿状突升高突入颅腔，延髓及颈髓受压（B、C），齿状突与斜坡延长线（黄实线）相交（C）。MRI 矢状位示颅底凹陷症并小脑扁桃体下疝畸形及脊髓空洞：齿状突上缘超过钱氏线约 6mm（D）；小脑扁桃体下缘延长变尖疝入颈椎椎管内（E）；$C_4 \sim C_6$ 平面脊髓中央纵向病灶 T_1WI 呈低信号（D），T_2WI 呈高信号（E）

【临床概述】

颅底凹陷症是一种复杂的颅颈交界区畸形，主要因枕骨大孔周围颅底骨陷入颅腔，致寰枢椎（齿状突）升高进入颅内，压迫延髓、小脑及牵拉神经根而产生一系列症状。颅底凹陷症可分为原发性和继发性。原发性颅底凹陷症又称先天性颅底凹陷症，为先天发育异常所致，多合并其他畸形，如小脑扁桃体下疝畸形、扁平颅底、脊髓空洞、脑积水及寰枕融合等。继发性颅底凹陷症又称获得性颅底凹陷症，较少见，常继发于骨软化症、佝偻病、畸形性骨炎及甲状旁腺功能亢进等疾病。多数患者早期无症状，另有部分患者以颈部强直为首发症状，进行性下肢无力和行走困难，症状进展缓慢且逐渐加重，部分患者可出现特征性外貌，如身材矮小、面部不对称、颈短、斜颈、后发际线低等。

【影像表现】

颅底凹陷症影像诊断主要依赖于参考径线的测量，X 线片上径线测量易受体位及重叠影的影响，CT 及 MRI 多平面重建能精确测量各种参考径线。目前测量方法较多，但还没有一种理想的方法可十分准确地诊断本病，推荐至少使用两种测量方法综合诊断。常见测量方法见**表 8-1**。

表 8-1　颅底凹陷症常见测量方法及诊断标准

径线名称	测量方法 / 体位	阳性诊断标准
斜坡延长线	沿枕骨斜坡向下划延长线	与齿状突相交
钱氏线（Chamberlain line）/ 腭枕线	硬腭后缘与枕骨大孔后上缘连线；侧位片 / 正中矢状位	齿状突尖端超过此线 3mm
麦氏线（McGregor line）/ 基底线	硬腭后缘与枕骨鳞部外板最低点连线；侧位片 / 正中矢状位	齿状突尖端超过此线 6mm
McRae 线	枕骨大孔前后缘连线；侧位片 / 正中矢状位	齿状突超过此线
二腹肌线（Digastric line）	两侧二腹肌沟（乳突根部内侧）连线；标准正位 / 冠状位	齿状突尖端距此线小于 10mm
双乳突连线（Bimastoid line）	两侧乳突之间的连线；标准正位 / 冠状位	齿状突尖端超过此线 3mm
波氏角（BULL 角）	硬腭平面与环椎平面所形成夹角；侧位片 / 正中矢状位	大于 13°
克劳指数	齿状突距鞍结节与枕内粗隆连线的垂直距离；侧位片 / 正中矢状位	小于 30mm

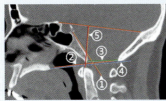 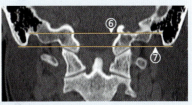

①斜坡延长线；②钱氏线；③McRae 线；④麦氏线；⑤克劳指数；⑥二腹肌线；⑦双乳突连线

部分颅底凹陷症的合并症也需要采用径线测量的方法进行诊断或辅助诊断。斜坡延长线与齿状突相交时，提示枕颈区脱位，如齿状突脱位。寰齿间距（atlantodental interval，ADI）为枢椎齿突前缘至寰椎前弓内壁的距离，ADI 成人 > 3mm，儿童 > 5mm 时提示寰枢关节脱位。延髓脊髓角（cervico-medullary angle，CMA）为延髓腹侧切线与脊髓腹侧切线的夹角，CMA < 130° 与神经功能损害症状及脑干受压相关，CMA 应在颈椎 MRI 正中矢状位测量。

【鉴别诊断】

该病诊断并不困难，在合并脊髓空洞时须与颈髓囊实性肿瘤相鉴别，肿瘤患者颅底骨性结构大致正常，MRI 增强扫描肿瘤病灶大多可强化。

【影像检查选择策略】

X 线平片可进行初筛，但其测量精度不够；CT 及 MRI 均能精确测量颅底径线，但 CT 的多平面重建更有优势，而合并脊髓畸形及需评估脑干或延髓受压程度时 MRI 具有独特优势。

第八节　结节性硬化

【典型病例】

患儿，女，6 岁，持续惊厥状态（图 8-8）。

【临床概述】

结节性硬化是一种多系统受累的常染色体显性遗传病，以多器官错构瘤病变为特征。儿童期发病居多，男性略多于女性。该病几乎可累及全身各器官和系统，表现为皮肤、脑、眼（视网膜）、肾等多器官的多发性错构瘤，如肺的囊性淋巴管肌瘤和慢性纤维化、心脏的横纹肌肉瘤。其中，脑部最常受累，以大脑半球常见，小脑和间脑很少累及。其病理类型有四种，分别为皮质结节、脑白质良性病变、室管膜下结节、室管膜下巨细胞星形细胞瘤。该病常合并其他神经皮肤综合征。

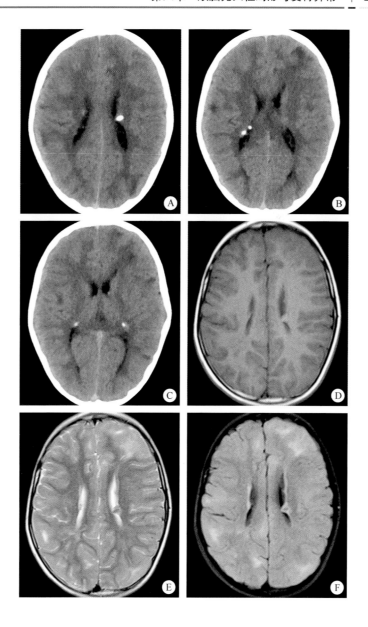

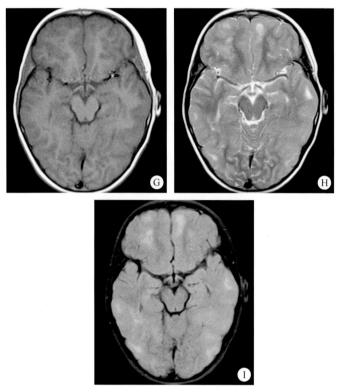

图 8-8　结节性硬化

CT 示颅内多发结节性硬化病灶：双侧侧脑室外侧壁多发高密度钙化结节影，双侧额叶、枕叶、右侧颞叶多发斑片状稍低密度影（A～C）。MRI 示颅内多发结节性硬化病灶：双侧侧脑室壁结节 T_1WI 呈稍高信号（D），T_2WI 呈边缘等信号、中央低信号（E），T_2-FLAIR 呈边缘稍高、中央稍低信号（F）；双侧大脑半球白质内斑片状病灶 T_1WI 呈稍低信号（D、G），T_2WI 呈高信号（E、H），T_2-FLAIR 呈高信号（F、I）

结节性硬化多见于儿童，典型临床表现为 Vogt 三联征，即癫痫、智力低下和面部皮脂腺瘤。

【影像表现】

颅内结节性硬化多表现为室管膜下、皮质及皮质下白质多发硬化结节影，病灶大小多为 5mm 左右，双侧多发常见。

CT 表现为室管膜下（侧脑室室管膜下常见）、皮质及皮质下白质多发结节状高密度影，多数为高密度钙化结节或高、稍高混杂密度的部分钙化结节，部分为等或稍高密度非钙化结节。室管膜下多发钙化结节为该病特征性表现。当合并室管膜下巨细胞星形细胞瘤时，多表现为侧脑室前部近孟氏孔区结节状低密度、等密度或混杂密度影，多数密度不均，可伴钙化，增强扫描明显强化。

MRI 上因硬化结节的成分不同，其磁共振信号表现也不同。室管膜下结节常表现为 T_1WI 等、稍高信号，T_2WI 等、稍低信号；皮质及皮质下结节常表现为 T_1WI 等、稍低信号，T_2WI 等、稍高信号；增强扫描无强化。合并室管膜下巨细胞星形细胞瘤时，T_1WI 呈等或稍低信号，T_2WI 呈等或稍高信号，DWI 常呈等信号，增强扫描明显强化，病灶多为分叶状。

【鉴别诊断】

本病须与室管膜下灰质异位相鉴别，前者以钙化结节为主，后者为灰质样密度或信号结节，无钙化。

第九节　希佩尔 - 林道综合征

【典型病例】

患者，女，26 岁，头痛 1 年余（图 8-9）。

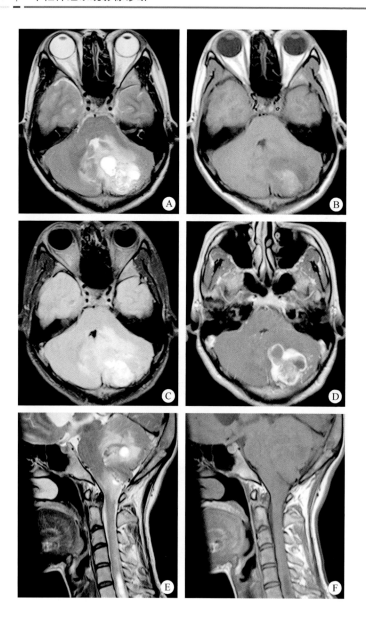

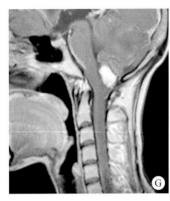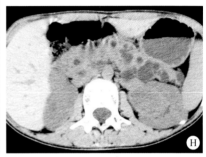

图 8-9　希佩尔 – 林道综合征

MRI 示左侧小脑半球囊实性占位伴周围脑实质水肿：T$_2$WI 呈等 – 高混杂信号（A）；T$_1$WI 呈稍低 – 低混杂信号，其内夹杂斑片状高信号（B）；T$_2$-FLAIR 呈高、稍高信号（C）；增强扫描实性成分明显强化，囊性部分囊壁明显强化（D）。颈椎 MRI 矢状位示延髓 – 颈髓交界处实性占位：T$_2$WI 呈高信号（E），T$_1$WI 呈等信号（F），增强扫描呈均匀明显强化（G），C$_5$、C$_6$ 椎体层面合并颈髓脊髓空洞（E～G）；CT 示胰腺多发囊肿、左肾实性占位（H）

【临床概述】

　　希佩尔 – 林道综合征（Von Hippel-Lindau syndrome，VHL）是一种常染色体显性遗传性疾病，具有多中心、多肿瘤及家族遗传性特点，表现为多器官、多发的良、恶性肿瘤共存。本病常累及的部位为脑、脊髓、视网膜、胰腺、肾、肾上腺和附睾等。在中枢神经系统表现为多发血管母细胞瘤，其他系统病变包括视网膜血管母细胞瘤、肾癌、嗜铬细胞瘤，以及胰腺、肺、肾及附睾的多发囊肿等。

【影像表现】

　　本病中枢神经系统的血管母细胞瘤表现为脑内和脊髓内多发占位，根据影像表现不同，分为大囊小结节型、单纯囊型和实质型。典型表现为大囊小结节，囊性部分 T_1WI 呈低信号、T_2WI 呈高信号，T_2-FLIAR 呈稍高于脑脊液的低信号，边界清晰，瘤周水肿较轻，壁结节及瘤周可见异常血管流空信号。增强扫描，囊壁及囊性部分不强化，实性结节明显强化。其他器官病变表现为多囊肾、胰腺多发囊肿、肾细胞癌、嗜铬细胞瘤等。

【鉴别诊断】

本病典型表现具有特征性，在发现脑内或脊髓内多发血管母细胞瘤时，应考虑到本病，并完善其他相关部位的检查。大囊小结节型血管母细胞瘤须与囊性毛细胞型星形细胞瘤相鉴别：前者好发于成人，附壁结节小，强化明显，囊壁无强化；后者好发于儿童，实性部分或附壁结节较大，强化程度明显弱于前者，囊壁可强化。

第十节 神经纤维瘤病

【典型病例】

患者，女，79 岁，外伤后发现多发颅内占位（图 8-10）。

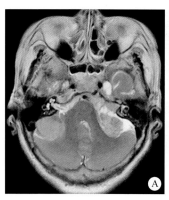
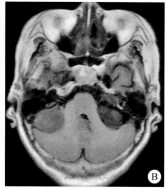

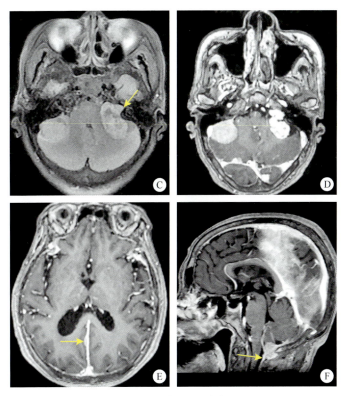

图 8-10　神经纤维瘤病

MRI 示双侧脑桥小脑三角区占位：左侧病灶 T_2WI 呈等 - 高混杂信号（A），T_1WI 呈等 - 低混杂信号（B），T_2-FLAIR 呈等 - 高混杂信号（C），增强扫描明显不均匀强化（D），病变伸入左侧内耳道，呈喇叭口样扩大（C，箭头）；右侧病灶 T_2WI 以稍高信号为主，边缘见少许低信号（A），T_1WI 呈等 - 稍低混杂信号（B），T_2-FLAIR 呈等 - 高混杂信号（C），增强扫描呈均匀强化，可见脑膜尾征（D）。MRI 增强示下矢状窦旁结节状明显均匀强化影，与脑膜宽基底相连（E）；枕大池区不规则结节状明显均匀强化影，下缘突入颈椎椎管，可见脑膜尾征（F）

【临床概述】

神经纤维瘤病（neurofibromatosis，NF）是因神经嵴细胞异常所导致的多系统损害的常染色体显性遗传病。该病可分为神经纤维瘤病Ⅰ型（NF-Ⅰ型）、Ⅱ型（NF-Ⅱ型）和神经鞘瘤病三种类型。

NF-Ⅰ型，临床典型特征为"牛奶咖啡斑"和周围神经多发神经纤维瘤。NF-Ⅰ型颅内可合并单发或多发脑膜瘤、胶质瘤、室管膜瘤；眼部表现为虹膜上色素细胞错构瘤；亦可累及皮肤组织、骨、软骨、肾、胃肠道、生殖道和肺等部位。

NF-Ⅱ型以双侧前庭神经鞘瘤为特征性表现，常累及双侧听神经；可合并颅内多发或单发脑膜瘤，极少或无皮肤咖啡斑。

【影像表现】

NF-Ⅰ型：颅内见多发脑膜瘤，可同时合并胶质瘤及室管膜瘤等；椎管见多发神经纤维瘤、脊膜瘤等；虹膜上见色素细胞错构瘤；皮肤或皮下见多发大小不等的结节状神经纤维瘤；同时可出现骨骼发育异常，如脊柱侧弯，颅骨局部缺损，长骨过度生长、弯曲等。

NF-Ⅱ型：常表现为颅内多发神经鞘瘤，可发生于第Ⅲ～Ⅶ对脑神经，典型表现为双侧听神经鞘瘤（可确诊），其次为三叉神经鞘瘤。该型可合并多发脑膜瘤、室管膜瘤及脊髓多发神经鞘瘤等。

【重点提醒】

颅脑先天性畸形中以多种畸形并发较常见，需仔细观察，并给出准确的检查结果及建议。在CT上枕骨大孔层面可见细小脑扁桃体时，应建议行MRI检查以除外小脑扁桃体下疝畸形；颅脑检查发现小脑扁桃体下疝畸形时，须结合临床症状，建议行脊髓MRI检查，除外脊髓空洞。在CT上中线胼胝体区见脂肪瘤时，应建议行MRI检查以除外胼胝体发育不全。在颅脑多发血管母细胞瘤时，应考虑到希佩尔－林道综合征，并建议行眼睛、脊髓、腹部检查。在颅脑多发脑膜瘤、神经鞘瘤时，应考虑到神经纤维瘤病，建议行临床相关检查。

（叶　鹏　朱亚男　梁煜坤　于　楠）

第九章

原发性非肿瘤性囊性疾病

第一节　皮样囊肿

【典型病例】

患者，男，40 岁，间断抽搐 1 年余（图 9-1）。

【临床概述】

皮样囊肿（dermoid cyst）为先天性外胚层囊性病变，是错构瘤的一种，30 ～ 50 岁常见，男性略多于女性。头痛、呕吐、癫痫为常见临床表现。

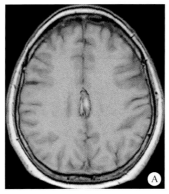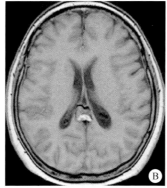

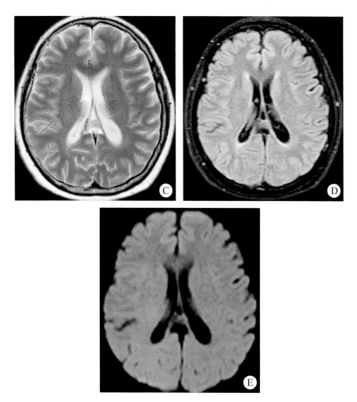

图 9-1　皮样囊肿

MRI 示大脑镰旁、胼胝体压部病变：T_1WI 呈不均匀高信号（A、B），T_2WI 呈稍高信号（C），T_2-FLAIR 呈低信号（D），DWI（b 值 =1000s/mm²）呈低信号（E）（图片由首都医科大学宣武医院提供）

【影像表现】

1. 发生部位　好发于中线及中线旁，颅内最常见于颅后窝、颅前窝及鞍旁，亦可见于颅缝及脑室内。

2. 形态　多为圆形或不规则形囊性病变，边界清晰，合并感染时边界模糊。

3. CT　多为单房囊性占位，可见低密度脂肪成分，少数可见钙化；病变破裂后，脑池内散在脂滴，可引起脑室内"脂－液"平面；罕见"致密的"皮样瘤，CT 呈高密度；增强扫描大多数无强化。

4. MRI　因组织成分多样，T_1WI 和 T_2WI 信号多变；典型者 T_1WI 呈不均匀高信号，T_2WI 呈稍高信号，T_1WI 脂肪抑制序列呈低信号；增强扫描囊壁无或轻度强化，囊腔无强化；皮样囊肿易破裂，破裂后脂肪滴沿蛛网膜下腔和脑室内播散，破裂后可能因化学性脑膜炎引起软脑膜广泛强化。

【鉴别诊断】

1. 表皮样囊肿　较皮样囊肿多见，亦起源于外胚层，但其内不含皮肤附件，常位于脑桥小脑三角区，其密度或信号类似脑脊液；在 DWI 上，表皮样囊肿呈高信号，ADC 图呈低信号，是其特征性表现。

2. 畸胎瘤　常见于第三脑室后及鞍上，发病年龄较小；典型者含 3 个胚层的成分，可见脂肪、软组织和钙化；CT 或 MRI 表现为混杂密度或信号的肿块，增强扫描可见不均匀强化。

3. 脂肪瘤　罕见，常见于中线区，如胼胝体区、四叠体和小脑上蚓部；常单发，密度或信号均匀，可有瘤壁钙化及胼胝体发育不良；皮样囊肿密度或信号更不均匀。

4. 气颅　脑室和蛛网膜下腔的脂肪滴 CT 扫描时呈低密度，易与气颅相混淆，病史和测量 CT 值有助于两者的鉴别；气颅在 MRI 扫描的任何序列均无信号，易与脂肪滴区别；动态观察，气颅易吸收或移位。

【重点提醒】

皮样囊肿是发生于中线部位单房、含有脂肪、无强化的囊性病变，若破裂可发现蛛网膜下腔脂滴。

第二节　表皮样囊肿

【典型病例】

患儿，女，16 岁，头痛 1 个月（图 9-2）。

【临床概述】

表皮样囊肿（epidermoid cyst）是由上皮脱落物集聚而成的良性病变，又称胆脂瘤；其发病无性别倾向，以 20 ～ 40 岁常见。

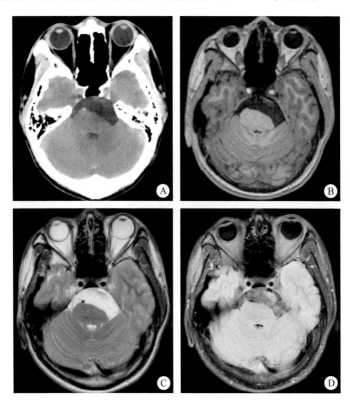

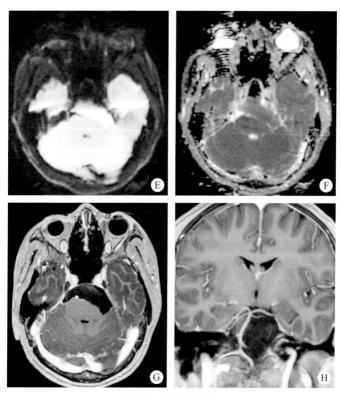

图 9-2　表皮样囊肿

CT 示左侧脑桥小脑三角区低密度影，边界清晰（A）。MRI 示左侧脑桥小脑三角区病变：T$_1$WI 呈低信号（B），T$_2$WI 呈高信号（C），T2-FLAIR 呈稍高、高信号（D），DWI（b 值 =1000s/mm^2）呈高信号（E），ADC 图呈低信号（F），增强扫描无强化（G、H）

【影像表现】

1. 发生部位　颅内表皮样囊肿最常发生于硬膜下，最常见的位置是脑桥小脑三角区，其次为鞍旁区和颅中窝；亦可发生于硬膜外，见于板障、颞骨内。

2. 形态　为分叶状或不规则状囊性病变；表皮样囊肿内为角化复层鳞状上皮增殖、脱落形成的角蛋白、胆固醇和细胞碎片等物质，质软、可塑性强，易向阻力小的脑室、脑池、脑沟等间隙内生长，呈"见缝就钻"的特点。

3. CT　常为低密度或等密度病变，增强扫描无明显强化。

4. MRI　DWI 呈高信号，ADC 图呈低信号；T_1WI 呈低信号，T_2WI 和 T_2-FLAIR 均呈高信号；极少数病例因蛋白含量高，T_1WI 呈高信号；增强扫描无明显强化。

【鉴别诊断】

1. 蛛网膜囊肿　为脑脊液样信号，T_2-FLAIR 呈低信号，DWI 呈低信号，ADC 图呈高信号。

2. 皮样囊肿　多位于中线处且含脂质成分，脂质在 T_1WI 呈高信号，T_2WI 呈稍高信号，脂肪抑制序列呈低信号；病灶呈类圆形，囊壁较厚。

【重点提醒】

表皮样囊肿好发于脑桥小脑三角区，且有"见缝就钻"的特点；DWI 呈高信号，ADC 图呈低信号，对其诊断及鉴别诊断有帮助。

第三节　蛛网膜囊肿

【典型病例】

患者，男，42 岁，头晕 3 月余（**图 9-3**）。

【临床概述】

蛛网膜囊肿（arachnoid cyst）是脑脊液在脑外的异常局限性积聚。蛛网膜囊肿分为原发性与继发性两种，前者为蛛网膜先天性发育异常所致，青少年多见；后者多由外伤、感染、手术等原因所致，少数脑肿瘤也可合并蛛网膜囊肿，其可发生于任何年龄，以中青年多见。本病起病隐匿，多无症状。一些体积大的蛛网膜囊肿可出现与颅内占位病变相似的临床表现。

【影像表现】

1. 发生部位 幕上按照发病率依次为颅中窝、鞍旁、脑凸面的蛛网膜下间隙；幕下按照发病率依次为枕大池、脑桥小脑角池、四叠体池。

2. 形态 边缘锐利的圆形或卵圆形病变，密度（或信号）与脑脊液相同（或相近）。

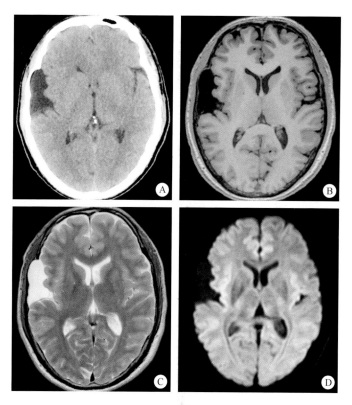

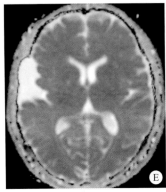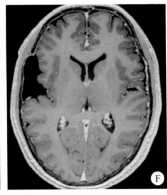

图 9-3　蛛网膜囊肿

CT 示右侧额颞部脑表面囊性低密度影（A）。MRI 示右侧额颞部脑表面囊性病变：T_1WI 呈低信号（B），T_2WI 呈高信号（C），DWI（b 值 =1000s/mm² ）呈低信号（D），ADC 图呈高信号（E），增强扫描无强化（F）

3. CT　常为低密度病变，CT 值 0 ～ 20HU，毗邻脑组织受压，邻近颅骨可受压变薄，增强扫描无强化。

4. MRI　T_1WI 呈低信号，T_2WI 呈高信号，T_2-FLAIR 呈低信号；DWI 呈低信号，ADC 图呈高信号；增强扫描无强化。

【鉴别诊断】

1. 表皮样囊肿　以脑桥小脑三角区最为常见。因表皮样囊肿质软、可塑性强，多呈"见缝就钻"的特点，为其特征性改变；在 DWI 上，表皮样囊肿呈高信号，ADC 图呈低信号，是其特征性表现。

2. 脑穿通畸形囊肿　分为原天性和继发性，继发性多见于脑外伤、出血、感染、梗死后，CT 或 MRI 表现为脑实质内软化灶，且与脑室和（或）蛛网膜下腔相通的囊样畸形，且 T_2-FLAIR 上灶周可见稍高信号的胶质增生。

第四节 松果体囊肿

【典型病例】

患者，女，47岁，头晕6小时（图9-4）。

【临床概述】

松果体囊肿（pineal cyst）是松果体内非肿瘤性的内衬神经胶质的囊肿。大多无临床症状，少数可压迫中脑导水管并引起不同程度的脑积水，出现相应的临床症状。

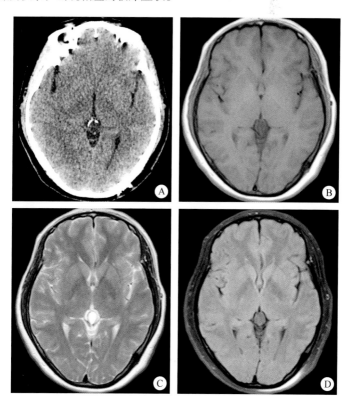

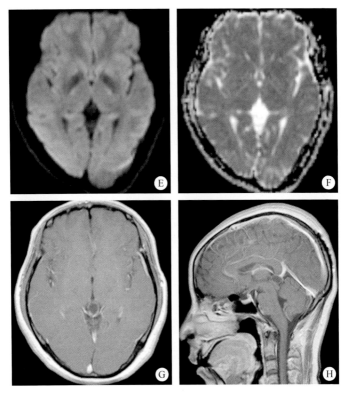

图 9-4　松果体囊肿

CT 示松果体囊性低密度影，边缘可见弧形钙化（A）。MRI 示松果体病变：T_1WI 呈低信号（B），T_2WI 呈高信号（C），T_2-FLAIR 呈稍低信号（D），DWI（b 值 =1000s/mm^2）呈低信号（E），ADC 图呈高信号（F），增强扫描病灶边缘可见轻度环形强化（G、H）

【影像表现】

1. 发生部位　好发于第三脑室后部，顶盖以上区域，且与顶盖之间边界清晰；其次为中间帆、大脑内静脉以下区域。

2. 形态　圆形或椭圆形，囊壁相对较薄。

3. CT　边界清晰，囊壁光滑，相对于脑脊液呈等或稍高密度；部分病例可见囊壁钙化；增强扫描，囊内无强化，边缘呈线样或环形强化。

4. MRI　T_1WI 呈低信号，囊壁呈等信号；T_2WI 呈高信号，囊壁呈稍低信号；T_2-FLAIR 呈稍低信号，高于脑脊液信号；DWI 呈低信号，ADC 图呈高信号；增强扫描后，囊内无强化；由于正常的松果体围绕在囊肿周围，故表现为囊肿周围的完整或不完整环形强化。

【鉴别诊断】

1. 松果体细胞瘤　病变通常为实性或囊实性；纯囊性的松果体细胞瘤非常少见。

2. 表皮样囊肿　四叠体池是相对少见发病部位；"见缝就钻"的生长方式，以及 DWI 呈高信号，ADC 图呈低信号为其特征性表现。

3. 蛛网膜囊肿　表现为脑脊液密度/信号；无钙化，增强扫描无强化。

第五节　脉络丛囊肿

【典型病例】

患者，女，67 岁，头痛 6 个月（图 9-5）。

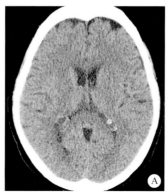
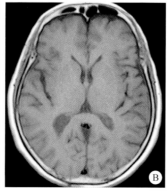

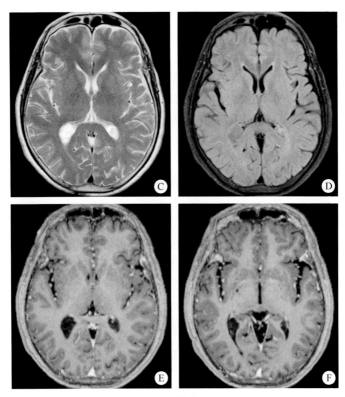

图 9-5　脉络丛囊肿

CT 示双侧侧脑室脉络丛内低密度影，边缘可见钙化（A）。MRI 示双侧侧脑室脉络丛内病变：T_1WI 呈低信号（B），T_2WI 呈高信号（C），T_2-FLAIR 呈等／稍低信号（D），增强扫描囊肿边缘呈线样强化（E、F）

【临床概述】

　　脉络丛囊肿（choriod plexus cyst）是指脑部单侧或双侧脉络丛形成的囊状结构，为神经上皮起源，其中有液体蓄积，为脉络丛的非肿瘤性非炎性囊肿；病变一般较小，不引起临床症状；各年龄段均可发生，无明显性别差异。

【影像表现】

1. 发生部位 好发于侧脑室三角区，附着于脉络丛或位于脉络丛内，且多数为双侧；其次为侧脑室体部，少见位于第三或第四脑室。

2. 形态 类圆形囊性或部分囊性占位。

3. CT 表现为稍低或等密度；在大多数成年患者中，囊肿边缘可见钙化；增强扫描后，可呈环形、结节状轻度至明显强化。

4. MRI T_1WI 呈等或低信号，T_2WI 呈高信号，T_2-FLAIR 大多数呈等信号，部分呈稍低信号；DWI 多呈稍高信号，ADC 图多呈等或稍高信号；增强扫描后，可呈环形、结节状轻度至明显强化。

【鉴别诊断】

1. 室管膜囊肿 通常为单侧；密度、信号类似脑脊液；增强扫描无强化；免疫组化可以鉴别室管膜囊肿和脉络丛囊肿。

2. 脑囊虫病 病灶常多发，其位置与脉络丛无关；囊内附壁头节有助于诊断。

3. 表皮样囊肿 DWI 呈高信号，ADC 图呈低信号，"见缝就钻"的生长方式是其特征性表现，位于脑室内者少见。

4. 脉络丛乳头状瘤 多见于 5 岁以下儿童，多为实性肿块，呈颗粒状外观，增强扫描后多为均匀明显强化。

第六节 Rathke 囊肿

【典型病例】

患者，男，42 岁，头痛 2 年余（图 9-6）。

【临床概述】

拉特克（Rathke）囊肿是源自 Rathke 囊残余部分的垂体内囊性病变，好发年龄为 20 ~ 40 岁，女性多见。大多数囊肿很小，不引起临床症状，少数较大者因压迫邻近结构引起相应症状，包括垂体内分泌功能障碍等。

【影像表现】

1. 发生部位 多位于腺垂体和神经垂体之间，较大者可突向鞍上生长，同时累及鞍内及鞍上，完全位于鞍上者罕见。

2. 形态 鞍内或鞍上圆形、类圆形"鸽蛋样"病变，边界清晰。

3. CT 典型表现为 CT 上的低密度病变，也可因囊内伴出血、黏液或胶样物质而呈混杂密度；增强扫描多无强化，但部分边缘可见强化。

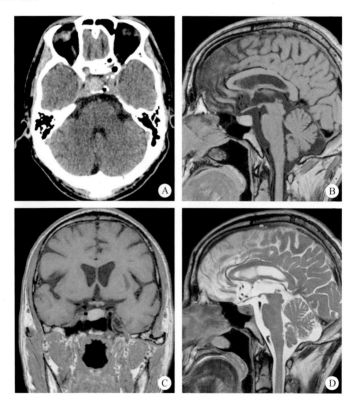

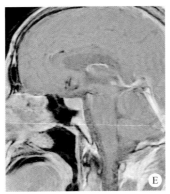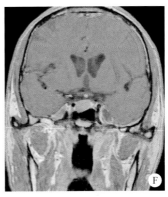

图 9-6　Rathke 囊肿

CT 示蝶鞍内类圆形稍高密度影（A）。MRI 示垂体中后部病变：T_1WI 呈高信号（B、C），T_2WI 呈稍低信号（D），增强扫描未见强化，周围可见受压变形、明显强化的垂体（E、F）

4. MRI　典型者，T_1WI 呈低信号，T_2WI 呈高信号；伴亚急性晚期出血时，表现为 T_1WI、T_2WI 均呈高信号，但实际上信号多变，取决于囊肿的成分；增强扫描囊肿无强化，部分因周围受压的垂体强化而表现为环形强化。

【鉴别诊断】

1. 垂体微腺瘤　T_1WI 多呈等或低信号，T_2WI 多呈等信号；动态增强，早期强化程度低于正常垂体，延迟扫描信号逐渐增强。

2. 鞍内颅咽管瘤　少见，囊内信号复杂，增强扫描可见实性部分明显强化。

3. 垂体腺瘤囊变　垂体腺瘤完全囊变者罕见，多为偏心性囊变，可见液 - 液平面、分层及囊内分隔；囊壁厚薄不均为实性肿瘤成分，增强扫描呈明显强化。

4. 空泡蝶鞍　蝶鞍扩大，其内被不同数量的脑脊液信号填充，T_1WI 呈低信号，T_2WI 呈高信号，T_2-FLAIR 呈低信号，增强扫描无强化；垂体受压变扁紧贴鞍底，而垂体柄居中直达鞍底，部分轻度后移，形成特征性的"漏斗征"。

【重点提醒】

Rathke囊肿绝大多数位于垂体前后叶之间，即 Rathke 裂所在之处，此位置具有特征性诊断价值；形态规则呈圆形或类圆形，增强扫描不强化或边缘环形强化，不侵犯邻近组织结构，具有一定鉴别诊断价值；T_1WI 呈高信号、T_2WI 呈低信号对本病的诊断具有特异性。

【影像检查选择策略】

本病主要影像学检查方法为 CT 及 MRI。由于 CT 对钙化敏感，有助于较大 Rathke 囊肿与颅咽管瘤的鉴别。MRI 可清晰显示病变与正常垂体及邻近结构的关系，是首选的检查方法。增强扫描是必要的检查手段，当与垂体微腺瘤鉴别困难时，应行垂体 MRI 动态增强扫描。

第七节　胶样囊肿

【典型病例】

患者，女，38岁，头痛2年余（图9-7）。

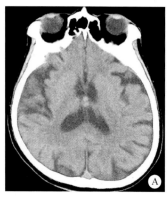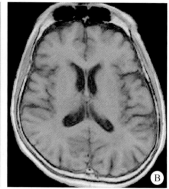

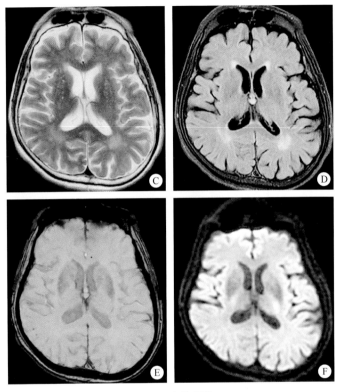

图 9-7 胶样囊肿

CT 示第三脑室内类圆形高密度影（A）。MRI 示第三脑室内病变：T_1WI 呈稍高信号（B），T_2WI 呈稍低信号（C），T_2-FALIR 呈高信号（D），SWI 呈高信号（E），DWI（b 值 =1000s/mm²）呈低信号（F）（图片由首都医科大学宣武医院提供）

【临床概述】

胶样囊肿（colloid cyst）为蛋白含量高的先天性囊肿，多位于第三脑室前部。好发年龄为 20～40 岁，少数也可见于儿童及婴幼儿，男女比例相当。40%～50% 的患者无临床症状，部分患者可以表现为头痛，病变可引起急性室间孔堵塞，导致脑积水、脑疝，甚至死亡。

【影像表现】

1. 发生部位　病变好发于第三脑室前部近室间孔（Monro 孔）处，亦可发生于侧脑室体部、第四脑室或脑室系统外。

2. 形态　呈圆形或卵圆形，边界清晰。

3. CT　大多数表现为高密度病变、边界清晰；少数表现为等、低密度；一般密度均匀，偶可见钙化；病变阻塞室间孔可引起脑积水；CT 增强扫描通常无强化，极少数病例可见边缘轻度强化。

4. MRI　T_1WI 信号与胆固醇浓度有关，大多数表现为高信号，部分呈等或稍高信号；T_2WI 大多数表现为等或低信号；DWI 呈低或等信号，ADC 图呈等或高信号；增强扫描通常无强化或边缘轻度强化。

【鉴别诊断】

1. 神经系统囊虫病　脑实质及脑池内的多发囊性病变；常伴室管膜炎或颅底脑膜炎；钙化常见；发现头节有助于诊断。

2. 脑脊液流动伪影（核磁"假性囊肿"）　多序列多平面观察或改变扫描时的频率、相位编码方向，伪影消失。

3. 椎基底动脉延伸扩张　严重的椎基底动脉扩张可使室间孔呈高密度占位，CTA 检查可确诊，MRI 上呈流空信号。

第八节　血管周围间隙扩大

【典型病例】

患儿，男，7 岁，头痛 1 月余（图 9-8）。

【临床概述】

血管周围间隙指包绕在脑小动脉、毛细血管和小静脉周围的微小组织间隙，该间隙会伴随脑动脉深穿支深入脑实质或伴随脑静脉自脑实质穿出，其内壁为血管壁，外壁由星形胶质细胞足突包绕形成，与软脑膜下腔相通；直径 ≤ 2mm 属于正常解剖结构，直径 > 2mm

时称为血管周围间隙扩大（enlarged perivascular space，EPVS）。

【影像表现】

1. 发生部位　EPVS常见于3个部位，并以此分为3种类型：Ⅰ型，沿豆纹动脉经前穿质进入基底节；Ⅱ型，沿髓质动脉进入大脑凸面的皮质，并达到白质；Ⅲ型，位于中脑。其中以Ⅰ型最常见。

2. 形态　呈条形、线形、圆形或卵圆形，边界清晰锐利。

3. CT　平扫呈脑脊液样低密度影，边界清晰，无钙化，绝大多数无占位效应；增强扫描无强化。

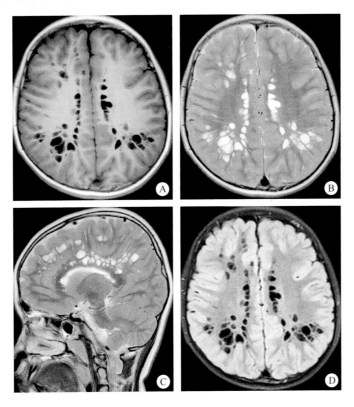

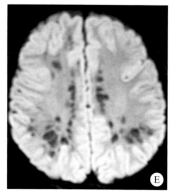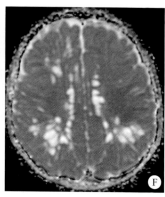

图 9-8 血管周围间隙扩大

MRI 示双侧大脑半球多发病变：T_1WI 呈低信号（A），T_2WI 呈高信号（B、C），T_2-FLAIR 呈低信号（D），DWI（b 值 =1000s/mm²）呈低信号（E），ADC 图呈高信号（F）

4. MRI 表现为单发或多发的囊样间隙，边界清晰，各序列上信号与脑脊液相同，T_1WI 呈低信号，T_2WI 呈高信号；T_2-FLAIR 呈低信号，灶周脑实质无异常信号，或呈高信号（提示反应性胶质细胞增生）；灶周无水肿；增强扫描无强化；部分可引起局部占位效应及脑积水；DWI 呈低信号，ADC 图呈高信号。

【鉴别诊断】

1. 可能为血管起源的腔隙 呈圆形或卵圆形，直径≤ 20mm，分布于皮质下白质和深部灰质或者脑干，充满与脑脊液样信号影，T_2-FLAIR 表现为中心脑脊液样低信号，周边环绕胶质化形成的高信号环；T_2-FLAIR 也可呈高信号，但在 T_1WI、T_2WI 和其他序列显示为脑脊液样信号。

2. 新发小的皮质下微梗死 表现为穿支动脉供血区的新发腔隙性梗死，可引起相关临床症状。在轴位图像上，病灶最大直径≤ 20mm。在 DWI 上呈高信号，ADC 图呈低信号，T_1WI 呈低信号，T_2WI 和 T_2-FLAIR 呈高信号。其转归包括病灶消失、演变为白质高信号或腔隙。

3. 脑囊虫病　分为脑室内型、软脑膜型、脑实质型、混合型；EPVS应与脑实质型脑囊虫病相鉴别，囊肿可多发，但不呈集簇状分布；通常存在灶周水肿；囊壁常有强化，晚期可见囊壁钙化；发现头节有助于诊断。

（俞真伟　朱亚男　贾永军　梁煜坤）

第十章

脊髓与椎管内疾病

第一节　室管膜瘤

【典型病例】

患者，女，42 岁，颈部疼痛不适 1 年（图 **10-1**）。

【临床概述】

（1）脊髓室管膜瘤是成人最常见的髓内肿瘤，约占髓内肿瘤的 60%。它主要起源于脊髓中央管室管膜细胞或终丝室管膜细胞，可发生于脊髓各段，呈缓慢生长，最常见的部位是颈髓，其次是圆锥和马尾。

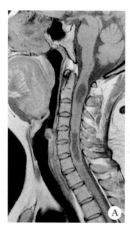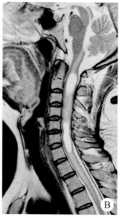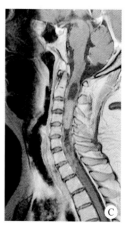

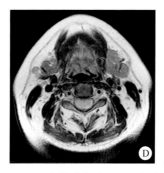

图 10-1 室管膜瘤（WHO 2 级）

颈椎 MRI 示 $C_2 \sim C_7$ 平面脊髓中央囊实性肿块伴病灶上下方脊髓内水肿：实性部分 T_1WI 呈等信号，上下囊性部分呈低信号（A）；实性部分 T_2WI 呈等、稍高信号，上下囊性部分呈高信号（B）；增强实性部分中度强化（C），横断位示病灶位于脊髓中央（D）

（2）病变好发于 30 ～ 50 岁成年人，男性略多于女性。肿瘤生长缓慢、症状轻微，最初症状为局限性颈部及腰背痛，随着肿瘤进展，患者可逐渐出现肿瘤节段以下的运动和感觉障碍。

【影像表现】

1. 好发位置　可发生于脊髓各段，最常见于颈髓、脊髓圆锥及终丝；平均累及 4 ～ 5 个椎体节段；多位于脊髓中央，呈膨胀性生长，肿瘤上下方可有中央管扩张。

2. CT 表现　脊髓不规则膨大，肿瘤呈低密度、边界模糊，增强扫描实质部分轻度强化或不强化。

3. MRI 表现　T_1WI 以等、低信号为主，T_2WI 因出血和囊变常见，呈等、高混杂信号；增强扫描后实性部分多明显均匀强化，边界清晰。

【鉴别诊断】

1. 急性脊髓炎　发病急、病史短、病变范围大，临床上常伴有发热、感冒等前驱症状。增强扫描无强化或仅轻度强化。

2. 星形细胞瘤　多见于儿童，主要发生于颈胸段脊髓。肿瘤范围广、边界不清，常累及多个脊髓节段，呈偏心性、浸润性生长，多位于脊髓后部。

3. 脊髓空洞症　当室管膜瘤无明显实性成分而以囊变为主时，须与脊髓空洞症相鉴别。后者在增强扫描中未见异常强化。

第二节　星形细胞瘤

【典型病例】

患儿，女，2岁，间断哭闹2个月，走路姿势异常1.5个月（图10-2）。

【临床概述】

（1）脊髓星形细胞瘤起源于脊髓髓内的星形胶质细胞，是儿童髓内最常见的肿瘤，在成人中其发病率仅次于室管膜瘤。平均发病年龄为21岁，男女发病率无显著差异。

（2）通常呈偏心性和侵袭性生长，常导致不可逆的神经功能损害。临床表现为局限性疼痛和肌力下降，晚期可引起脊髓功能不全的症状和体征。

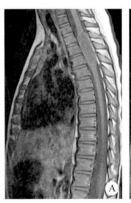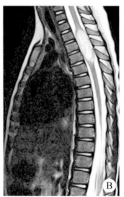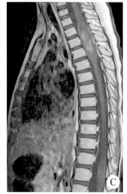

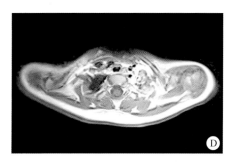

图 10-2　毛细胞型星形细胞瘤（WHO 1 级）

胸椎 MRI 示 $T_1 \sim T_3$ 平面脊髓增粗，其内可见异常信号：T_1WI 呈稍低信号（A），
T_2WI 呈高信号（B），增强呈不均匀明显强化（C），横断位示病灶位于脊髓靠后部（D）
（图片由首都医科大学宣武医院提供）

【影像表现】

1. 好发位置　颈髓最常见，其次为胸髓，常累及多个脊髓节段；
主要位于脊髓白质内，背侧多见，呈偏心性、浸润性生长，边界不清。

2. CT 表现　肿瘤所在的脊髓不规则增粗，肿瘤呈等或低密度，
边界不清。增强扫描显示肿瘤呈轻度不均匀强化。

3. MRI 表现　脊髓增粗，肿瘤以偏心性和浸润性生长为主，内部
可出现囊变；T_1WI 呈等或稍低信号，T_2WI 呈稍高或高信号，边界不
清；增强扫描呈轻度、不均匀、片状或环形强化；肿瘤两端空洞少见。

【鉴别诊断】

1. 急性脊髓炎　发病急、病史短、病变范围广，临床表现有发
热、上呼吸道感染等前驱症状；增强扫描通常无明显强化或仅有轻
度强化。

2. 室管膜瘤　多见于 30 岁以上患者，肿瘤累及范围通常小于
5 个脊髓节段，脊髓对称性增粗；病变多位于脊髓中央，边缘常见出
血，瘤体两端可见脊髓空洞。

3. 多发性硬化　急性期表现为脊髓增粗、病变区信号均匀，占

位效应不明显；晚期可见脊髓萎缩。

第三节 神经鞘瘤

【典型病例】

患者，男，37岁，间断双手麻木1月余（图10-3）。

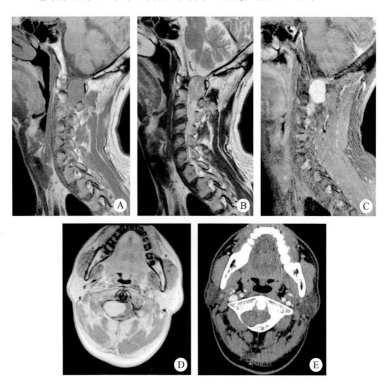

图10-3 神经鞘瘤

颈椎 MRI 示寰椎平面，椎管右侧占位：T_1WI 呈等信号（A），T_2WI 呈等、高混杂信号（B），增强呈均匀明显强化（C、D）。颈椎横断位 CT 示寰椎右侧椎弓板骨质受压、变薄（E）

【临床概述】

（1）神经鞘瘤：起源于神经鞘膜的施万细胞，多为良性，是椎管内最常见的良性肿瘤，常见于头颈部和椎管内等。神经鞘瘤呈膨胀性生长，通常为单发，具有完整包膜，较大的肿瘤可发生囊变。

（2）好发于 20～60 岁，男性稍多于女性。临床主要表现为神经根性疼痛，晚期可出现脊髓压迫症状，如肢体麻木、感觉运动障碍、步态改变等。

【影像表现】

1. 好发位置　可发生于椎管各节段，以颈、胸段多见，绝大多数位于髓外硬膜下，通常位于椎管后外侧。

2. CT 表现　边界清晰的圆形或分叶状肿块，密度略高于脊髓；肿瘤易向椎间孔生长，导致椎间孔扩大，骨窗可见椎弓根骨质破坏吸收，椎管扩大；肿瘤沿椎间孔生长突出到椎旁时，呈"哑铃"状改变，是其特征性表现。

3. MRI 表现　T_1WI 呈等低信号，T_2WI 因坏死和囊变常见，呈等、高混杂信号。增强扫描显示实性部分明显强化；同侧蛛网膜下腔扩大，脊髓受压向健侧移位；肿瘤跨越椎间孔生长时呈"哑铃"状改变。

【鉴别诊断】

1. 脊膜瘤　通常以宽基底与硬脊膜相连，易出现钙化，瘤体明显均匀强化，可见硬膜尾征，向椎间孔侵犯者较少，"哑铃"状改变少见。

2. 神经纤维瘤　常为多发，称为神经纤维瘤病，增强扫描呈明显强化；临床表现为典型的"牛奶咖啡斑"和皮肤色素沉着，具有特异性。

第四节 神经纤维瘤

【典型病例】

患者，男，48岁，听力下降4年，发现颅内占位5天（**图10-4**）。

【临床概述】

（1）神经纤维瘤起源于神经纤维母细胞瘤，是一种遗传错构瘤样疾病，可单发或多发；多发性神经纤维瘤即神经纤维瘤病，可分为神经纤维瘤病I型（NF-I型）和神经纤维瘤病II型（NF-II型）。NF-I型的主要特征为皮肤"牛奶咖啡斑"和周围神经多发性神经纤维瘤；NF-II型亦称为中枢神经纤维瘤病或双侧听神经瘤。

（2）病变好发于20~40岁，男性略多于女性。主要特征为皮肤"牛奶咖啡斑"和周围神经多发性神经纤维瘤。

【影像表现】

1. 好发位置 可发生于椎管内各节段，多位于髓外硬膜下，沿神经根分布。

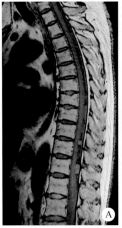
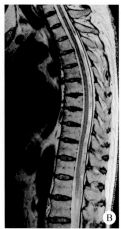
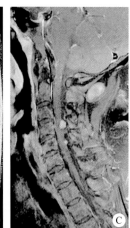

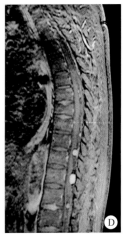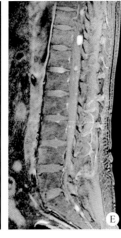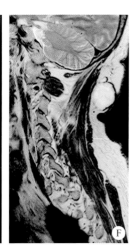

图 10-4　神经纤维瘤

全脊柱 MRI 示颈胸腰骶椎管内多发结节状异常信号：T_1WI 呈等信号（A），T_2WI 呈稍低信号（B），增强呈明显均匀强化（C ～ E）；颈部皮下脂肪间隙内结节状异常信号，T_2WI 呈高信号（F）

2. CT 表现　常见多发性肿块，多呈类圆形，密度均匀，偏一侧生长，增强扫描明显强化。

3. MRI 表现　T_1WI 呈等信号，T_2WI 呈稍低信号，囊变、坏死少见，增强扫描呈明显强化；无包膜，可弥漫生长，质地较硬，相邻椎体可受压凹陷。

【鉴别诊断】

1. 神经鞘瘤　肿块可呈"哑铃"状，常见椎间孔扩大及椎弓根骨质吸收；肿瘤囊变、坏死常见，增强扫描实性部分明显强化。

2. 脊膜瘤　通常与硬脊膜相连，呈宽基底，易出现钙化，增强扫描呈均匀明显强化，可见"硬膜尾"征。

第五节 脊 膜 瘤

【典型病例】

患者，女，70 岁，右侧腹壁疼痛麻木 1 年（图 10-5）。

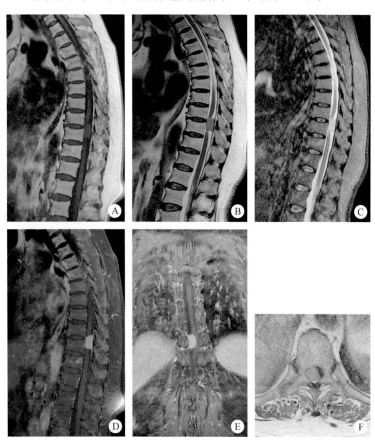

图 10-5 脊膜瘤

胸椎 MRI 示平 T_9、T_{10} 平面髓外硬膜下占位：T_1WI 呈等信号（A），T_2WI 呈低信号（B），脂肪抑制相呈高信号（C），增强呈明显均匀强化（D～F），以宽基底与脊膜相连，可见硬膜尾征（D、E）

【临床概述】

（1）脊膜瘤主要起源于蛛网膜细胞，也可起源于蛛网膜及硬脊膜间质成分。其发病率在椎管内肿瘤中居第二位。该肿瘤多为良性，一般有包膜，并与硬膜相连，肿瘤不侵犯脊髓，但可推移脊髓。

（2）病变好发于 50 ～ 70 岁，女性多见。肿瘤生长缓慢，主要表现为慢性进行性脊髓压迫症状（如运动障碍、感觉障碍、神经痛等）。

【影像表现】

1. 好发位置　病变多发生于胸段，绝大多数位于髓外硬膜下，也可位于髓外硬膜外。

2. CT 表现　边界清晰的圆形或类圆形肿块，平扫密度高于相应脊髓，可有不规则钙化。

3. MRI 表现　肿瘤多以宽基底附着于硬脊膜，同侧蛛网膜下腔扩大，与脊髓界限清晰，脊髓受压向健侧移位；T_1WI 呈等 - 稍低信号，T_2WI 呈等 - 稍高信号，信号均匀；增强扫描呈明显均匀强化，部分可见"硬膜尾"征。

【鉴别诊断】

1. 神经鞘瘤　肿块可呈"哑铃"状，常有椎间孔扩大，椎弓根骨质吸收；肿瘤囊变、坏死常见，增强扫描实性部分强化。

2. 转移瘤　有原发肿瘤病史，肿瘤形态不规则，信号不均，常累及椎体及附件。

【重点提醒】

神经鞘瘤、神经纤维瘤、脊膜瘤鉴别要点：

（1）神经鞘瘤体积较小，以 3cm 以下单发者居多。

（2）神经鞘瘤的囊变概率高于神经纤维瘤，增强扫描呈环形强化。

（3）神经纤维瘤在 T_2WI 常可见条状及星芒状低信号。

（4）神经纤维瘤可以多发，而神经鞘瘤多者少见。

（5）脊膜瘤肿瘤体积较小，多数病灶＜ 3.0cm，其质地密实，以硬脊膜或蛛网膜为底的广基，以半丘状或类圆形多见。

第六节　脊髓内转移瘤

【典型病例】

患者，男，56 岁，确诊小细胞肺癌 1 年余（图 10-6）。

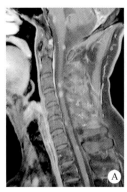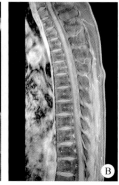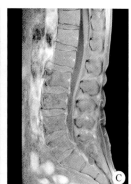

图 10-6　脊髓内转移瘤

全脊柱 MRI 示颈段、胸段、腰段脊髓内多发结节状强化影

【临床概述】

（1）脊髓内转移瘤发病率较低，其原发肿瘤最常见于肺癌，其次是乳腺癌。

（2）脊髓内转移瘤通常为单发（约 75%），约 20% 为两个病灶，约 5% 为多发。常见临床症状包括虚弱、感觉减退、括约肌功能障碍，背痛及神经根痛。

【影像表现】

1. 好发位置　颈髓受累最常见，其他各个节段脊髓均可累及。

2. MRI 表现　T_1WI 多呈等、稍低信号，T_2WI 呈稍高信号；囊变、坏死、出血较少见；病灶边界较清晰，灶周水肿常广泛；增强扫描，病灶呈结节状、环形或不均匀明显强化。

【鉴别诊断】

1. 星形细胞瘤 肿瘤以偏心性和浸润性生长为主，内部可囊变；边界不清；增强扫描呈轻度、不均匀、片状或环形强化；肿瘤两端空洞少见。

2. 室管膜瘤 50%的病例可见囊变，出血常见，边界清晰；病变两端可见脊髓空洞；增强扫描呈明显不均匀强化。

第七节　椎管内血管畸形

【典型病例】

患者，男，59岁，双下肢抽痛、麻木6个月（图10-7）。

【临床概述】

（1）椎管内血管畸形是指脊髓血管先天性发育异常，主要包括硬脊膜动静脉瘘、髓内动静脉畸形、髓周动静脉瘘、脊髓海绵状血管瘤及脊髓静脉畸形等。

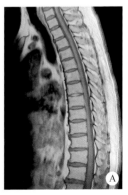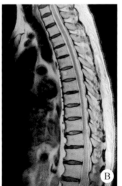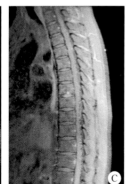

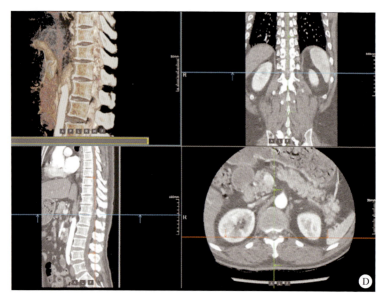

图 10-7　椎管内血管畸形

胸椎 MRI 示 T_{11} 平面以下脊髓背侧椎管内异常信号：矢状位 T_1WI（A）、矢状位 T_2WI（B）
呈蚯蚓状血管流空征象；增强呈明显强化，脊髓背侧椎管内见迂曲强化血管影（C）。

CTA 示 $T_{12} \sim L_1$ 平面脊髓背侧椎管内迂曲血管影（D）

（2）临床发病年龄 1～40 岁，男性多见，临床表现主要为背痛
或颈痛、下肢无力或感觉异常、行走困难、膀胱和肠道功能障碍等，
在畸形出血的情况下，症状可能突然加重，表现为剧烈疼痛或急性
神经功能丧失。

【影像表现】

1. 好发位置　可发生于脊髓各个节段，脊髓内外可同时受累，
颈、胸段脊髓血管畸形多位于髓内，腰段则多位于脊髓后方。

2. CT 表现　平扫可见病变节段脊髓局限性增粗，增强扫描可见
异常强化、扩张的血管，呈迂曲或团块状分布，多位于脊髓背外侧，

其周围可见粗大的供血动脉及引流静脉。

3. MRI 表现　T_1WI 及 T_2WI 可见流空血管影，尤其是 T_2WI 在高信号脑脊液衬托下显示得更加清晰，增强扫描畸形血管明显强化，伴出血时信号较复杂。

【鉴别诊断】

1. 急性脊髓炎　起病急，病程短，有感染或疫苗接种史；脊髓增粗，无脊髓周围血管流空影。

2. 脑脊液搏动伪影　围绕脊髓、蛛网膜下腔的伪影，其核心机制是脑脊液的流动导致信号相位变化和空间编码错误；胸椎多见，儿童常见，增强扫描无强化。

第八节　脊髓损伤

【典型病例】

患者，男，32 岁，外伤后四肢活动感觉障碍 11 小时余（图 10-8）。

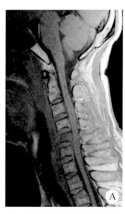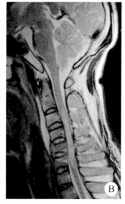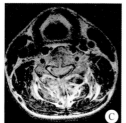

图 10-8　脊髓损伤

颈椎 MRI 示颈椎及颈髓病变：C_5 楔形变（A、B）；$C_3 \sim C_6$ 平面脊髓内异常信号，T_1WI 呈稍低信号（A），T_2WI 呈高信号，其内夹杂斑片状低信号（B、C）

【临床概述】

（1）脊髓损伤按损伤程度分为脊髓震荡、脊髓挫裂伤、脊髓压迫或横断、椎管内血肿。

（2）脊髓损伤的早期表现主要为脊髓休克，如为脊髓震荡则短期内可恢复正常，脊髓挫裂伤或部分断裂则功能不能完全恢复，脊髓横断时损伤平面以下运动和感觉均消失。

【影像表现】

1. CT 可显示骨折及椎管内硬膜外血肿，一旦出现脊髓增粗、肿胀，提示脊髓损伤可能。

2. MRI ①脊髓震荡 MRI 多呈阴性表现。②脊髓挫裂伤表现为脊髓肿胀，信号不均匀，T_1WI 呈稍低信号，T_2WI 呈髓内不均匀高信号。③并发出血时，急性期 T_1WI 呈等信号，T_2WI 呈低信号；亚急性期 T_1WI 及 T_2WI 均呈高信号；慢性期 T_1WI 呈低信号，T_2WI 呈高信号，周围可见低信号含铁血黄素环。④脊髓横断时，MRI 可清晰显示横断的部位、形态及相应的脊椎损伤。

【鉴别诊断】

1. 急性横贯性脊髓炎 T_2WI 呈高信号，T_1WI 呈等或稍低信号，病史可提供鉴别依据。

2. 脊髓灰质炎 有脊髓灰质炎病毒感染病史，双侧灰质前角可见对称性 T_2WI 高信号。

第九节 脊髓栓系综合征

【典型病例】

患者，男，30 岁，遗尿 1 年余，诊断神经源性膀胱（图 10-9）。

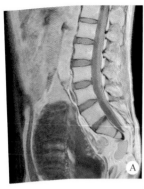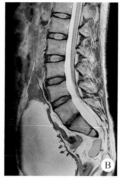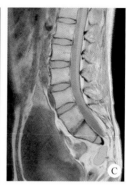

图 10-9 脊髓栓系综合征

骶尾椎 MRI 示骶尾部椎管及椎管内病变：骶管后壁骨质不连续（A），脊髓圆锥位于
L_4 平面，终丝增粗（B），骶骨右旁见不规则囊状等 T_1 等 T_2 信号影，边界清晰，增强
无强化（C）

【临床概述】

（1）脊髓栓系综合征（tethered cord syndrome，TCS）是指各种
因素引起脊髓纵向牵拉、圆锥低位，脊髓发生病理生理改变导致神
经功能障碍和畸形的综合征。

（2）各年龄段均可发病，儿童发病率高于成人。超过半数患者
存在神经功能缺损症状，包括背部或下肢疼痛、麻木、无力、行走
困难，骶尾部皮肤形态学改变，大小便功能障碍及足畸形等一系列
症状。

【影像表现】

1. CT 表现　可显示骨质异常，如脊柱裂、脊柱侧弯等畸形。

2. MRI 表现　MRI 为首选检查方法。直接征象主要表现为脊髓
圆锥位置低位，其水平低于 L_2 平面；同时伴有终丝相应改变，具体
表现为终丝短缩、直径增粗（超过 2mm）、张力增高，以及马尾神
经相互粘连等。其他相关改变包括椎管内外脂肪瘤、脊髓纵裂、脊

髓脊膜膨出、脊髓空洞、椎体畸形及腰部皮毛窦等。

【鉴别诊断】

一般不难鉴别，发现腰骶部其他变异或囊性病变，要重点观察脊髓圆锥的位置和终丝的形态。

1. 先天性圆锥低位 其终丝一般正常。

2. 骶尾部畸胎瘤 病灶边界清晰，内有实质性组织，如骨骼、牙齿软骨等，一般不伴脊髓圆锥低位和终丝的改变。

（关楚欣 成晓萌 牛 晨 李耀锋）

内 容 简 介

本书系"影像诊断快速入门丛书"的一个分册。全书共 10 章，内容涵盖中枢神经系统影像检查技术（X 线、CT、MRI 及相关新技术），中枢神经系统正常影像学表现，以及血管性疾病、颅脑损伤、颅内感染性疾病、颅内肿瘤和脑萎缩等疾病的影像学特征等。书中通过典型病例，从临床特点、图像展示与解读、影像表现及鉴别诊断等方面，深入剖析中枢神经系统常见疾病；重点提醒部分则聚焦疾病影像诊断的要点与难点，提供各疾病检查方法的优选建议，有助于指导临床医生合理选择影像检查技术。

本书图文并茂、实用性强，适合影像科医师、神经内外科医师、住培生、研究生及进修医师阅读，可作为神经影像学临床教学的基础参考书。

图书在版编目 (CIP) 数据

中枢神经系统影像诊断 / 朱亚男等主编. -- 北京 ： 科学出版社， 2025. 4. -- （影像诊断快速入门丛书）.-- ISBN 978-7-03-080239-2

Ⅰ．R741.04

中国国家版本馆 CIP 数据核字第 2024335Q81 号

责任编辑：马晓伟 董 婕 / 责任校对：张小霞
责任印制：肖 兴 / 封面设计：有道文化

科 学 出 版 社 出版

北京东黄城根北街 16 号
邮政编码：100717
http://www.sciencep.com
北京科信印刷有限公司印刷
科学出版社发行 各地新华书店经销

*

2025 年 4 月第 一 版 开本：787×1092 1/32
2025 年 4 月第一次印刷 印张：10 1/4
字数：260 000
定价：78.00 元
（如有印装质量问题，我社负责调换）

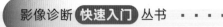

U0629324

中枢神经系统影像诊断

主 编 朱亚男 高 艳 牛 晨 李正军

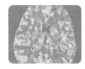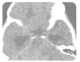

科学出版社

北 京